100 Fragen zum Thema "COPD, chronische Bronchitis und Lungenemphysem"

Ein Ratgeber für Patienten und Angehörige

100 Fragen

zum Thema

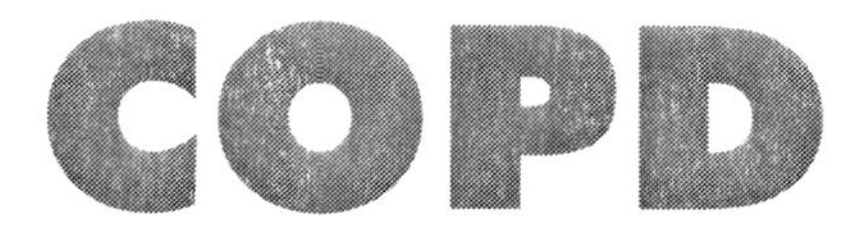

chronische Bronchitis
und Lungenemphysem

Ein Ratgeber für
Patienten und
Angehörige

2. Auflage

von
Jan Baltsch, Pulheim

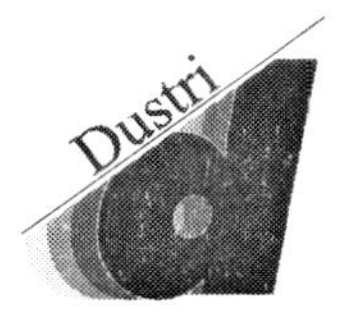

Dustri-Verlag Dr. Karl Feistle

Dr. med. Jan Baltsch
Facharzt für Innere Medizin,
Pneumologie und Allergologie
Pfalzgrafenstraße 18
50259 Pulheim

2. überarbeitete und wesentlich erweiterte Auflage

Dustri-Verlag Dr. Karl Feistle, München – Orlando
Satz: Dustri-Verlag Dr. Karl Feistle
Druck: A. Butz, München
Printed in Germany
ISBN 3-87185-376-3
ISBN13 978-3-87185-376-0

Vorwort zur 2. Auflage

Schön, wenn es eine zweite Auflage gibt: Dies bestätigt die zahlreichen positiven Resonanzen, die ich unmittelbar von meinen Patienten und deren Angehörigen, von Kollegen und ärztlichem Personal und mittelbar schriftlich unter anderem aus der Presse und Veröffentlichungen erhalten habe.

Die zweite Auflage ist komplett überarbeitet und erheblich gewachsen, die "100 Fragen" sind nominell nur noch romantisch verklärte Geschichte.

Das Wachstum zu einem "richtigen" Buch rührt viel von dem Wissenszuwachs seit der ersten Auflage her und spiegelt auch die zunehmende Bedeutung der COPD wider.

Als neues und wichtiges Kapitel wurde "COPD und Ernährung" aufgenommen.

Ich hoffe wieder sehr auf Ihre positive Resonanz und auf neue und anregende Fragen!

Bedanken darf ich mich bei meinen Verleger, Herrn Feistle, für die erfreuliche und unkomplizierte Zusammenarbeit.

Ein Lob geht an mein Praxisteam, insbesondere einmal Frau Peters und zweimal Frau Wolff für die sehr gute Qualität der COPD-Schulungen, die unglaublich wichtig sind und den Teilnehmern so viel bringen.

Bedanken darf ich mich auch bei Anja und Berit für den tolerierten Anstieg meiner aufgewendeten Stunden in der dadurch reduzierten Stundenzahl der gemeinsamen Freizeit – dies ist übrigens (hoffentlich!) der einzig kaum verständliche Satz des gesamten Buches!

Pulheim, Oktober 2007 *J. Baltsch*

Für Berit

Inhalt

Einleitung

Die sogenannte COPD, eine Erkrankung mit einer chronischen Verengung der Bronchien, ist eine Volkskrankheit geworden – nach Schätzungen sind in Deutschland bis zu 7% der Bevölkerung betroffen. In der Behandlung haben Arzt und Patient heutzutage Möglichkeiten einer gut wirksamen Kontrolle.

Die chronische Bronchitis, eine Erkrankung mit einem dauerhaften Husten und Auswurf, und das Lungenemphysem, die nicht mehr rückgängig zu machende Erweiterung der Lungenbläschen, gehören mit in den Bereich der COPD.

In der heutigen Medizin sollte der Betroffene bzw. der Patient als aktiv Mitwirkender gesehen werden. Aufgrund dieser sehr begrüßenswerten aktiven Einbeziehung sind natürlich auch dem Patienten die entsprechenden Möglichkeiten anzubieten.

Eine Maßnahme, die eigentlich die Grundlage eines möglichen Erfolgs darstellt, ist das Verständlichmachen der Ursachen, des Auftretens, der Abklärung und der Behandlung der genannten Krankheiten. Leider fehlt dafür im Praxisbetrieb die notwendige Zeit; auch im Rahmen der durchgeführten speziellen Patientenschulungen können tatsächlich nicht alle Fragen gestellt werden.

Zu diesem Zwecke habe ich diesen Patientenratgeber erstellt. Ein großer Teil der Fragen stammt aus der täglichen Praxis und damit von Ihnen. Daher spiegelt der Umfang der einzelnen Kapitel auch die Häufigkeit der gestellten Fragen wider.

Nehmen Sie alles, was hier geschrieben ist, als Empfehlung, suchen Sie sich alles heraus, was Sie wissen wollen und setzen Sie alles um, was Ihnen umsetzbar erscheint.

Ich würde mich sehr über kritische Kommentare freuen, und ich wäre sehr dankbar für weitere Anregungen und besonders über "neue Fragen"!

Grundlagen

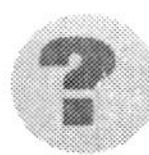

Was ist eine COPD?

Der Begriff kommt aus dem Englischen und bedeutet "chronic obstructive pulmonary disease", übersetzen kann man mit "chronisch obstruktiver Lungenerkrankung". Der Begriff bezeichnet mehrere Lungenkrankheiten, wie die obstruktive Bronchitis oder das Lungenemphysem.

Ganz wichtig ist: Die COPD ist eine Erkrankung, die verhindert und behandelt werden kann!

Was ist eine Obstruktion?

Eine Verengung, hier eine Verengung der Bronchien.

Welche Beschwerden sind vorhanden?

Husten, Schleimproduktion mit Auswurf und Atemnot.

Sind die Beschwerden immer vorhanden?

Bei jedem Menschen können die Symptome unterschiedlich auftreten. Chronischer Husten ist aber oft das erste Symptom.

Wann tritt der Husten auf?

Auch dies ist individuell unterschiedlich. Am Anfang tritt er durchaus nicht ständig auf, wird er chronisch, ist er oft morgens lästig. Im späteren Verlauf kann er auch tagsüber auftreten.

Was ist eigentlich Husten?

Husten ist eine komplexe, vom Gehirn gesteuerte, explosiv ablaufende Form der Ausatmung. Aufgabe des Hustens ist die Entfernung von Fremdkörpern und Schleim aus Rachen, Kehlkopf, Luftröhre und Bronchien.

Husten kann sowohl ein Reflex sein als auch willkürlich ausgelöst werden. Als Schutzreflex ist Husten für das Überleben notwendig, bei einem Versagen kann es dauerhaft zum Festsetzen von Schleim in den Bronchien kommen.

- Übrigens zum Ersten: Husten ist der häufigste Grund zum Arzt zu gehen.
- Übrigens zum Zweiten: In einer populären Zeitschrift fiel mir folgende Frage auf: “Können Vögel husten?”. Die Antwort lautete klar: “Nein” – sonst hätten wir alle ja auch irgendwann einmal Vögel nicht nur zwitschern, sondern auch husten gehört. Tatsächlich brauchen Vögel auch ein Reinigungssystem für ihre Bronchien, sie besitzen nur ein anderes, ohne Husten funktionierendes.

Was ist Auswurf?

Auswurf ist das Sekret, welches in den Atemwegen gebildet wird. Es enthält Beimengungen von Zellen, Partikeln aus der Einatemluft, Mikroorganismen, teils Blut, aber auch Speichel und Sekrete aus den Nasennebenhöhlen. Medizinisch wird der Auswurf “Sputum” genannt.

Welche Farbe hat der Auswurf?

Alles ist möglich: Glasig, weiß, grau, gelb, grün, blutig. Tritt Auswurf neu auf oder verfärbt sich chronischer Auswurf, sind dies Warnzeichen, unter anderem auf einen möglichen Infekt.

Was ist Bronchialschleim?

Bronchialschleim ist ein elastisches Sekret wie Gelee, das in den bronchialen Schleimdrüsen und in den sogenannten Becherzellen gebildet wird. Es dient zum Transport und zur Eliminierung bzw. Bekämpfung von eingeatmeten Partikeln oder Erregern wie Viren und Bakterien.

Wie viel Bronchialschleim produziert der Mensch?

Bis zu 150 ml (eine Tasse!) am Tag.

Was ist Atemnot?

Atem- oder Luftnot, medizinisch Dyspnoe genannt, ist ein Symptom und kann vielfältige Ursachen haben. Atemnot ist eine subjektive Empfindung und ist daher nicht sicher objektivierbar. Die Empfindsamkeit ist bei jedem Menschen verschieden.

Dyspnoe entsteht aus einem sehr komplexen und komplizierten Zusammenspiel von Gehirn und körpereigenen Sensoren.

Es gibt Menschen mit einer schweren COPD, die wenig Atemnot verspüren, andere mit einem formal leichten Schweregrad haben starke Atemnot.

Gibt es noch weitere Beschwerden?

Seltener können auch pfeifende oder röchelnde Atemgeräusche auftreten, manchmal wird auch eine Enge im Brustkorb gefühlt.

Was ist für die COPD charakteristisch?

Die Obstruktion der Atemwege, die nicht vollständig rückbildbar ist und typischerweise voranschreitet. Die Atemwegsobstruktion ist verknüpft mit einer krankhaften Entzündungsreaktion der Atemwege.

Was ist eine chronische Bronchitis?

Eine dauerhafte Erkrankung, bei der die Beschwerden Husten und Auswurf, aber keine Luftnot, vorliegen. Die Symptome müssen wenigstens 3 Monate pro Jahr vorhanden sein und müssen mindestens in 2 aufeinanderfolgenden Jahren bestehen.

Was ist der wichtigste Unterschied zu der COPD?

Es fehlt die Verengung der Bronchien, die Obstruktion.

Geht die chronische Bronchitis in die COPD über?

Nein, in den meisten Fällen nicht.

Welche Organe dienen der Atmung?

Die Nase, der Mund und der Rachen mit dem Kehlkopf als Grenze sind die oberen Atemwege, die Bronchien mit der Luftröhre und die Lunge sind die unteren Atemwege.

Welche Funktion hat die Nase?

Sie filtert die eingeatmete Luft, wärmt und feuchtet sie an.

Wo liegen die Lungen?

Sie füllen den Brustkorb überwiegend aus; atmen Sie doch einmal tief über den Brustkorb ein- und aus: Sie merken, wie sich der Brustkorb durch das Füllen der Lunge mit Luft hebt und senkt.

Wie sind die Lungen aufgeteilt?

Es gibt eine rechte und eine linke Lunge. Jede Lunge ist aus den Lungenlappen, den Lobi, zusammengesetzt, die sich immer weiter in kleinere Einheiten aufteilen. Die rechte Lunge besitzt drei Lungenlappen, den Oberlappen, den Mittellappen und den Unterlappen. Die linke Lunge ist aus zwei Lungenlappen zusammengesetzt, dem Oberlappen und dem Unterlappen.

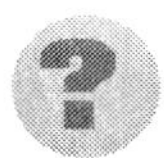

Wo liegen die Atemmuskeln?

Zwischen den Rippen sind die kleinen Atemmuskeln angeordnet; der größte Atemmuskel ist das Zwerchfell, welches zwischen Brustkorb und Bauch ausgespannt ist. Weitere Atemmuskeln spannen sich auch zum Beispiel vom Schlüsselbein zu den Rippen aus.

Wo ist die Luftröhre?

Hinter dem Brustbein; wenn es manchmal bei einer Bronchitis oder Erkältung hier weh tut, ist dies die entzündete Schleimhaut der Luftröhre und der großen Bronchien!

Was ist das Besondere an der Schleimhaut der Bronchien?

An der Oberfläche liegen Flimmerhärchen. Diese bewegen sich wie die Wellen im Meer gleichmäßig und in Richtung des Mundes. Dadurch können Schleim, eingeatmete Schmutzteilchen und auch Krankheitserreger wie Bakterien aus den Bronchien wegtransportiert werden.

Wo sind die Lungenbläschen?

Ganz am Ende der unteren Atemwege hinter den kleinsten Bronchien, in der medizinischen Sprache heißen sie Alveolen.

Was passiert in den Lungenbläschen?

Hier findet der Gasaustausch statt. In der winzigen Wand der Lungenbläschen ist das Blut nur durch eine sehr dünne Schicht von der eingeatmeten Luft getrennt. In der eingeatmeten Luft befindet sich der Sauerstoff, dieser gelangt durch die Wand in die roten Blutkörperchen, im Gegenzug wird aus dem Blut Kohlendioxid in die Luft abgegeben, die wieder ausgeatmet wird.

Wie viele Lungenbläschen gibt es?

Beide Lungen zusammen besitzen 300 – 400 Millionen Alveolen. Würden sie ausgebreitet werden, bedecken sie eine Fläche von 55 – 80 Quadratmetern. Dies entspricht etwa einem halben Fußballfeld!

Was passiert mit dem sauerstoffreichen Blut?

Das Blut wird vom Herzen in alle Organe transportiert, die ohne Sauerstoff nicht arbeiten können.

Wie funktioniert eigentlich die Atmung?

Durch ein Vielzahl von komplexen Mechanismen, die an der Regulation der Atmung beteiligt sind. Ziel der Atmung ist die Einstellung der äußeren Atmung auf die Bedürfnisse des Gesamtorganismus. In erster Linie ist die Atmungsfunktion an die jeweilige Stoffwechselsituation des Körpers angepasst. Dazu dienen Nervenzentren vor allem im Gehirn und im Körper verteilte Sensoren.

Wie oft wird geatmet?

Normal atmen wir pro Minute durchschnittlich 14-mal. Dies kann selbstverständlich auch weniger oder unter Belastung auch deutlich häufiger sein.

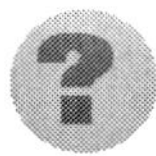

Welche Atemmengen werden bewegt?

Durchschnittlich beträgt das Atemvolumen in einer Minute 7 Liter. Auch dies kann weniger oder mehr sein, die Radfahrer auf der Tour de France setzen erheblich mehr um – ob gedopt oder nicht.

Rechnen Sie doch einmal hoch, welche Mengen Sie in 24 Stunden umsetzen – Sie werden erstaunt sein!

Was ist ein Lungenemphysem?

Eine dauerhafte Erweiterung und vermehrte Luftfüllung der Lungenbläschen. Die Bronchien sind nicht mehr so elastisch; die Veränderungen sind nicht mehr zurückzubilden. Oft ist das Lungenemphysem Folge einer chronischen obstruktiven Bronchitis, die über Jahre vorgelegen hat.

Sind bei einem Lungenemphysem immer auch die Bronchien verengt?

In der Regel ja, allerdings stimmen das Ausmaß der zerstörten Lungenbläschen und die messbare Verengung der Atemwege schlecht überein.

Wann tritt Luftnot ein?

Sehr oft unter Belastung; das ist auch oft die Situation, in der es einem selbst zum erstenmal auffällt! Ein Beispiel: Beim Spazierengehen fällt einem auf, dass an einer Steigung, bei der es früher kein Problem gab, jetzt plötzlich das Atmen schwer fällt. Ein anderes Beispiel: Bei gemeinsamen Ausflügen sind andere leistungsfähiger, man selbst muss mehr atmen und häufiger Pausen einlegen.

Wie entsteht eine COPD?

Die Hauptursache sind Schädigungen der Bronchien durch das Rauchen. Auch andere Schadstoffe können verantwortlich sein: Staub, Dämpfe, Bergbauprodukte.

Was passiert dabei in den Bronchien?

Die Funktionen werden schlechter, zum Beispiel arbeiten die Flimmerhärchen schlechter. Bestimmte Nervenfasern werden vermehrt gereizt, die Bronchien werden dadurch enger gestellt. Schleim wird vermehrt produziert, Keime können leichter Schädigungen bewirken.

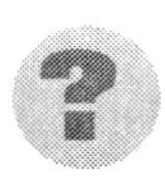

Wie ist der Verlauf der COPD?

Die Lungenfunktion verschlechtert sich fortlaufend; das Allgemeinbefinden, die Leistungsfähigkeit und die Lebensqualität werden zunehmend beeinträchtigt. Dies wird hauptsächlich bedingt durch die wiederholten akuten Verschlechterungen, die sogenannten Exazerbationen, und durch zunehmende Auswirkungen der COPD auf andere Organe.

Aber nochmals und immer wieder: Die COPD ist eine Erkrankung, die verhindert und behandelt werden kann! Kein Grund, kampflos aufzugeben!

Betrifft die COPD nur die Lunge?

Nein, wissenschaftliche Untersuchungen in den letzten Jahren konnten zeigen, dass die COPD auch wichtige Effekte und Auswirkungen auf weitere Organe und Organsysteme besitzt. Diese Auswirkungen können zum Schweregrad der COPD beitragen.

Ist die COPD häufig?

Uneingeschränkt ist die COPD nicht nur eine häufige, sondern auch eine sehr wichtige Erkrankung und dies weltweit!

Die COPD ist eine moderne "globalisierte" Erkrankung und steht weltweit leider bereits an der vierten Stelle der häufigsten Todesursachen. In den nächsten Jahren und Jahrzehnten wird ein weiterer Anstieg der Häufigkeit, der Krankheitsschwere und auch der daran Versterbenden erwartet.

Gibt es weitere Krankheiten, die von der COPD abzugrenzen sind?

Ja, alle weiteren Ursachen, die mit einer Verengung der Atemwege einhergehen. Beispiele sind das Asthma bronchiale an erster Stelle, dann die Mukoviszidose, die Bronchiektasie und seltene Krankheiten wie die Sarkoidose und die Bronchiolitis obliterans.

Warum ist gerade die Unterscheidung zwischen COPD und Asthma bronchiale so wichtig?

Es handelt sich um zwei verschiedene Krankheitsbilder, deren Ursache, Behandlung und Prognose unterschiedlich sind.

Stimmt es, dass meine Medikamente so teuer sind?

Die COPD ist eine "teure" Erkrankung, und wie Sie wissen, sind heutzutage Medizin und Geld in engster Weise verbunden – hören Sie sich bitte "nur" die zahlreichen, gerne auch ungefragten Stellungsnahmen der Politiker und der selbst- oder sogenannten Gesundheitsexperten an.

Die COPD verursacht nach Berechnungen, unter anderem der Krankenkassen, jährlich etwa 25 Millionen Arbeitsunfähigkeitstage, die jährlichen Gesamtkosten belaufen sich in Deutschland auf 5 – 6 Milliarden Euro.

Wo kommen denn diese Kosten her?

Den größten Anteil der direkten Kosten nehmen mit 41,4% die Arzneimittelkosten ein, gefolgt von den Kosten der notwendigen Krankenhauseinweisungen mit 31,6%. Die Kosten der ärztlichen Leistungen sind übrigens der kleinste Kostenfaktor: 20,6%.

Sind Infekte gefährlich?

Infekte der Atemwege sind kritische Situationen, die eine COPD tatsächlich auslösen und eine vorliegende COPD verschlechtern können. Infekte durch Viren und Bakterien verschlechtern eine COPD oft.

Schadet Rauchen?

Rauchen sollte in jedem Fall vermieden werden, da es zusätzlich schädigt.

Gilt dies auch für das Passivrauchen?

Passivrauchen bedeutet, dass jemand in der Umgebung raucht. Passivrauchen schädigt ebenfalls zusätzlich die Bronchien und sollte daher vermieden werden. Übrigens gilt dies auch für den Arbeitsplatz!

Schadet Staub?

Staub wirkt sich negativ aus, egal ob als Umweltverschmutzung oder während der Arbeit, wie in der Industrie.

Schaden Abgase?

Auch Abgase wirken sich negativ aus.

Kann die Witterung auf die Bronchien gehen?

Ja, dies ist allerdings bei jedem Menschen unterschiedlich. Sowohl Nebel und diesiges Wetter als auch zu trockene oder zu nasse Luft können nicht vertragen werden. Ebenfalls kann Hitze negative Auswirkungen haben.

Untersuchungen

Wie stellt man Lungenkrankheiten fest?

Durch die Krankheitsgeschichte, die der Arzt mit der sogenannten Anamnese, dem Arzt-Patienten-Gespräch, erhebt und durch funktionelle Prüfungen der Bronchien und der Lunge.

Ist die körperliche Untersuchung wichtig?

Grundsätzlich ja, bei Lungenkrankheiten ist jedoch die körperliche Untersuchung überwiegend nur hinweisend, aber nicht beweisend.

Was gibt es für Lungenfunktionsprüfungen?

Es gibt eine Vielzahl von unterschiedlichen Prüfungen. Die einfachste ist die sogenannte Spirometrie, bei der in ein Rohr in unterschiedlichen Geschwindigkeiten und Atemtiefen ein- und ausgeatmet wird. Dabei wird eine Vielzahl von Werten bestimmt.

Wann sollte eine Lungenfunktion durchgeführt werden?

In jedem Fall bei Symptomen wie dauerhaftem Husten und/oder Auswurf und/oder Luftnot.

Des Weiteren bei dem Vorliegen von genetischen und/oder erworbenen Risikofaktoren.

Genetische Risikofaktoren sind:

- Alpha-1-Protease-Inhibitor-Mangel.
- Bronchiale Überempfindlichkeit in der Familie.
- Störungen des Lungenwachstums in der Kindheit.

Erworbene Risikofaktoren sind:

- Tabakkonsum.
- Berufsbedingte Stäube.
- Allgemeine Luftverschmutzung.
- Häufige Atemwegsinfekte in der Kindheit.

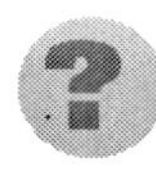

Wofür gibt es beim Spezialisten die geschlossene Kammer, in die ich mich setzen muss?

Das ist die genaueste Messmethode für die Bronchien und die Lungen, sie heißt Bodyplethysmografie. Diese Methode ist zwar teuer, hat aber auch den großen Vorteil, dass sie objektiv und ohne eine mögliche Beeinflussung misst.

Sind die Lungentests gefährlich?

Überhaupt nicht. Darüber hinaus sind die Tests nicht schmerzhaft und ab der frühen Kindheit ohne Probleme durchführbar. Die einfache Lungenfunktion ist eine Basisuntersuchung in der Inneren Medizin, ähnlich wie das EKG für das Herz. Leider wird die Lungenfunktion in Deutschland nicht so oft untersucht wie eigentlich notwendig.

Was ist der Bronchospasmolysetest?

Bei einer gemessenen Einengung der Bronchien wird ein erweiterndes Medikament inhaliert und nach meistens 10 Minuten erneut gemessen. Damit kann zum Beispiel die Wirkung eines Medikaments beurteilt werden.

Was ist die Blutabnahme aus dem Ohrläppchen und warum brennt das nach der Salbe so?

Damit werden die Blutgase bestimmt; die Salbe fördert die Durchblutung im Ohrläppchen und ermöglicht damit die Bestimmung der Blutgase quasi aus dem arteriellen Blut. Die Blutgase ergänzen die Lungenfunktion.

Ist der Sauerstoff auch anders zu messen?

Das ist mit der nichtblutigen sogenannten Sauerstoff-Sättigungsmessung am Finger auch möglich, diese kann aber die Blutgase aus dem Ohrläppchen nicht vollständig ersetzen.

Was ist die CO-Diffusionskapazität?

Eine sehr spezielle, aber auch ungefährliche Lungenfunktionsmessung, die die Diagnostik bei bestimmten Fragestellungen ergänzen kann. Durchgeführt wird sie beim Pneumologen.

Was ist eine Spiroergometrie?

Das ist eine Belastungsuntersuchung mit dem Fahrrad, bei der eine Gesichtsmaske getragen werden muss. Mit der Spiroergometrie kann eine Vielzahl von Werten bestimmt werden, die in der Diagnostik und in der Therapie wichtig sein können. Sehr wichtig ist zum Beispiel dabei die Sauerstoffaufnahme.

Ich musste 6 Minuten lang gehen – warum?

Dies war bzw. ist der sogenannte 6-Minuten-Gehtest, mit dem weitere Einschätzungen, unter anderem der Leistungsfähigkeit, möglich sind. Eine häufigere Durchführung dieses relativ einfachen, aber wichtigen Tests ist absolut wünschenswert.

Braucht man Blutabnahmen aus der Vene?

Bei bestimmten Fragestellungen wie zum Beispiel in der Allergiediagnostik, bei bestimmten Emphysemformen und auch bei Infekten kann dies notwendig sein.

Muss ich geröntgt werden?

Auf keinen Fall regelmäßig; im Rahmen der Erstuntersuchung ist jedoch eine Röntgenaufnahme des Brustkorbs mit den Organen Herz und Lunge sinnvoll. Die Strahlenbelastung ist als sehr gering einzuschätzen.

Ist eine Computertomografie des Brustkorbs sinnvoll?

Ebenfalls auf keinen Fall regelmäßig. Die Computertomografie ist die Untersuchung “in der Röhre”, wobei die Röhren bei den modernen Geräten gar keine richtigen und engen Röhren mehr sind; sie betrifft spezielle Fragestellungen zum Beispiel im Hinblick auf unterschiedliche Emphysemformen oder bei häufigen Verschlechterungen und/oder Exazerbationen.

Ist die Diagnose COPD leicht zu stellen?

Bei typischen Befunden ja; diagnostisch schwieriger sind die teilweisen Überlappungen mit anderen Krankheitsbildern, unter anderem mit dem Asthma bronchiale. In schwierigen Fällen ist die spezielle und erweiterte Diagnostik beim Pneumologen sinnvoll.

Ist die Diagnose eines Lungenemphysems leicht zu stellen?

Die Einteilung von COPD-Patienten in Gruppen mit oder ohne Lungenemphysem ist häufig schwierig, insbesondere in den Frühstadien.

Ich musste meinen Auswurf abgeben – für was?

Mit der Untersuchung des Auswurfs, auf arztdeutsch die “Sputum-Diagnostik”, kann zum Beispiel der Befall der Bronchien mit Bakterien nachgewiesen werden.

Wichtig bei der Durchführung sind:

- Das Abhusten des Sputums muss morgens stattfinden.
- Vor dem Abhusten ist der Mund gut mit Leitungswasser auszuspülen, um eine mögliche Speichelverunreinigung zu verhindern.
- Gut von "unten heraus" kräftig aus den Bronchien abhusten.
- Nicht ekeln, auch nicht vor einer gelben oder grünen Farbe!
- Das gewonnene Material sofort in das mitgegebene Röhrchen geben und dann schnellstens in die Praxis bringen oder bringen lassen.

Gibt es vorbeugende Untersuchungen?

Streng genommen ist der Nutzen von Lungenfunktionsuntersuchungen als "Screening-Untersuchung", das heißt als diagnostische erkennende Sicherung, in der Allgemeinbevölkerung oder bei Rauchern nicht gesichert – dies gilt allerdings für viele medizinische Untersuchungen!

Ich kann daher nur eindringlich empfehlen, die Lungenfunktionsuntersuchungen großzügiger einzusetzen und zu benutzen – zum Vorteil für Arzt und Patient.

Die (einfache) Lungenfunktionsuntersuchung sollte genauso wichtig sein wie das EKG für das Herz oder wie zum Beispiel die Blutuntersuchungen auf Zucker und Cholesterin.

Überlegen Sie bitte einmal: Was haben Sie häufiger in der Praxis oder im Krankenhaus erlebt, ein EKG oder eine Lungenfunktionsuntersuchung? Ich kenne fast ausschließlich Patienten, bei denen häufiger ein EKG abgeleitet wurde.

Wir alle, insbesondere die Ärzte und gerade die Hausärzte, müssen noch viel mehr für die Bronchien tun und erreichen!

Nichtsdestotrotz und anders herum gedacht: Bei einer COPD ist eine ergänzende Untersuchung des Herzen sinnvoll und notwendig.

Was kann ich selbst machen?

Nehmen Sie unbedingt an einer Schulung teil!

Was vermittelt eine Schulung?

Kenntnisse über die Erkrankung, die Ursachen und den Verlauf, die möglichen Komplikationen, den richtigen Einsatz von Medikamenten und vieles mehr. Eine Art von Schulung ist übrigens auch, dass Sie gerade hier am Lesen sind! Machen Sie weiter so!

Was sind die Ziele einer Schulung?

- Verstehen der Erkrankung.
- Kenntnis der Medikamente.
- Beherrschen der Selbsthilfemaßnahmen.

Was sind wichtige konkrete Schulungsinhalte?

- Grundlagen der Atmung.
- Grundlagen der COPD.
- Therapieplan mit Selbsthilfemaßnahmen.
- Mögliche Nebenwirkungen der Therapie.
- Unterscheidung von Dauer- und Bedarfsmedikation.
- Inhalationstechnik.

- Früheres Erkennen von Verschlimmerungen und deren Auslösern.
- Vorbeugende Maßnahmen.
- Selbstmessung der Lungenfunktion.

Was bringt mir eine Schulung?

Eine bessere Kontrolle der Beschwerden und eine höhere Lebensqualität. Wie schon gesagt: Nehmen Sie unbedingt an einer Schulung teil!

Wer schult?

Qualifizierte Ärzte, unterstützt durch qualifizierte Mitarbeiter wie Arzthelferinnen oder Krankenschwestern.

Wann ist eine Nachschulung sinnvoll?

Spätestens nach 2 Jahren, besser nach einem Jahr.

Wie huste ich richtig ab?

Es gibt eine Anzahl von Tipps:
- Trinken Sie immer reichlich Wasser, um der Verflüssigung des Schleims nachzuhelfen. Mengenmäßig sollten Sie mindestens 1,5 Liter Wasser am Tag trinken.
- Versuchen Sie, sich auf einige wenige, aber hilfreiche Hustenstöße zu konzentrieren. Atmen Sie vorher ruhig ein und aus und benutzen Sie die Lippenbremse.
- Vermeiden Sie häufiges Husten und zu schwaches "Hüsteln". Häufiges Husten kann zusätzlich Nerven an den Bronchien reizen und damit das Husten verschlimmern

oder sogar eine bronchiale Verengung und Luftnot auslösen.
- Hilfreich kann für das Abhusten die Seitenlage mit einem Kissen unter der Hüfte sein. Der Schleim kann so besser bewegt werden; durch die Tieflage des Kopfes wird die Wirkung der Schwerkraft zusätzlich ausgenutzt.
- Eine weitere hilfreiche Lage kann die folgende sein: Setzen Sie sich und beugen Sie sich mit ausgestreckten Armen über zwei Kissen, die auf den Oberschenkeln liegen.

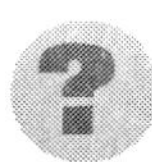

Wie erkenne ich Warnzeichen?

Es gibt verschiedene Warnsignale, die keineswegs alle zusammen auftreten müssen:
- Sie spüren eine zunehmende Atemnot. Dies kann nur unter Belastung bemerkbar sein oder auch nur nachts auftreten.
- Husten tritt neu auf oder Husten tritt vermehrt auf.
- Ein bisher trockener Husten ändert sich in einen Husten mit Auswurf.
- Sie müssen Medikamente häufiger benutzen.

Was mache ich bei Warnzeichen?

Drei Möglichkeiten:
- 1. Die Medikation anpassen.
- 2. Ihren Arzt benachrichtigen.
- 3. Sich in die Arztpraxis begeben.

Was ist die Lippenbremse?

Die Lippenbremse ist eine relativ einfache Atemtechnik, die ein Zusammenfallen der Lungenbläschen verhindern kann. Bei leichter Luftnot ist die Lippenbremse eine Möglichkeit, Linderung ohne Medikamente zu verschaffen. Sie funktioniert so:

- 1. Bei geschlossenem Mund langsam durch die Nase einatmen.
- 2. Dann durch den leicht geöffneten Mund langsam ausatmen und zwar so, dass die Luft mit leicht blasendem Geräusch unter der Oberlippe nach außen strömt.

Wichtig ist, dass die Lippenbremse trainiert wird. In einer Situation mit auftretender Luftnot macht der Körper nämlich genau das Gegenteil von dieser Atmungstechnik: Es wird schnell und schneller geatmet.

Gibt es weitere hilfreiche Atemübungen?

Im Notfall kann zum Beispiel der sogenannte "Kutschersitz" helfen: sich hinsetzen, locker nach vorne beugen und die Ellenbogen auf die Oberschenkel stützen. Der Sitz imitiert tatsächlich den Sitz eines Kutschers auf dem Bock!

Bei schwerer Luftnot: Sich an einen Tisch setzen und den Oberkörper auf zwei übereinandergelegte Kissen legen.

Auch Dehnlagen sind gut einsetzbar: Ganz einfach einseitig gegen eine Wand abstützen. Gerade im Alltag unterwegs sind Dehnlagen fast überall möglich – stören Sie sich aber bitte nicht über das Glotzen der möglichen Passanten und bleiben Sie souverän!

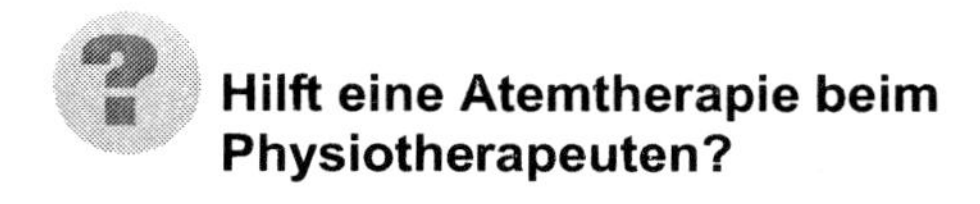

Hilft eine Atemtherapie beim Physiotherapeuten?

Auch wenn wissenschaftliche Studien im diesem Bereich fehlen, kann eine gezielte Atemtherapie hilfreich sein. Der Einsatz der Atemmuskulatur kann verbessert werden, bronchiales Sekret kann besser abgehustet werden und der Brustkorb kann beweglicher werden.

Auch Wärmeanwendungen, manuelle und mobilisierende Techniken können je nach Bedarf gezielt eingesetzt werden.

Was ist eine Lagerungsdrainage?

Eine Technik mit Lagerungsmanövern des Brustkorbs, die bei Abhustproblemen angewendet werden kann. Der Auswurf soll dadurch “rauskommen”.

Ich habe gehört, das Blasen in einen Strohhalm gut ist!?

Dies ist tatsächlich ein einfaches, aber gutes Training für die Lungen und die Bronchien. Der Strohhalm simuliert eine Ausatmungsverengung, dadurch kann der Ausatmungskollaps der kleinen, nicht stabilen Bronchien durch eine Druckerhöhung in den Bronchien vermindert oder sogar vermieden werden.

Tipp: Sie können auch einen Luftballon aufblasen – dies kann aber zu schwierig sein!

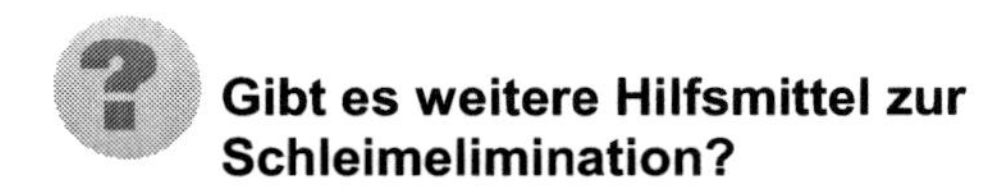

Gibt es weitere Hilfsmittel zur Schleimelimination?

Auf dem Markt sind einige mehr oder weniger handliche Geräte, die vom Prinzip ähnlich wie der Strohhalm funktionieren. Gängige Geräte sind der sogenannte VRP1®-Flutter sowie das RC-Cornet®.

Ich habe im Alltag starke Luftnot bereits beim Ankleiden, was kann ich machen?

Vermeiden Sie alles, was den Brustkorb oder den Bauch einengt. Ziehen Sie keine engen Gürtel und drückende oder einengende Kleidungsstücke an. Tragen Sie bequeme Kleidung, manchmal sind Hosenträger angenehmer als ein Gürtel (für Männer natürlich!), manchmal sind Socken und Hosen bequemer als eine Strumpfhose (für Frauen natürlich!). Setzen Sie sich zum Anziehen hin.

Wenn ich morgens aus dem Bett aufstehe, bekomme ich schon starke Luftnot und kann mich gar nicht mehr bewegen!?

Unterschätzen Sie nicht die körperliche Belastung des Aufstehens! Stehen Sie schrittweise auf, setzen Sie sich erst im Bett langsam auf, setzen Sie sich dann, wenn Sie sich gut fühlen, als nächstes auf die Bettkante. Inhalieren Sie Ihre bronchialerweiternden Medikamente bereits im Bett, durchaus auch als erstes. Husten Sie, unter Umständen mit der richtigen trainierten Hustentechnik, bereits im Bett ab.

Machen Sie die ersten Schritte außerhalb des Bettes langsam – erarbeiten Sie sich im Laufe der Zeit ein für Sie geeignetes “Morgen-Aufsteh-Ritual”.

Ich habe große Luftnot beim Duschen!?

Baden mit einem passenden Badehocker kann hilfreich sein. Benutzen Sie in der Badewanne einen Duschkopf, den Sie bequem erreichen und benutzen können. Benutzen Sie großzügig Ihr bronchialerweiterndes Medikament.

Lassen Sie sich mindestens beim Ein- und Ausstieg helfen!

Ich bekomme immer beim Stuhlgang Luftnot, was soll ich machen?

Stuhlgang ist durch die Pressmanöver eine nicht kleine körperliche Belastung. Gehen Sie nur zum Stuhlgang auf die Toilette, wenn Sie Druck empfinden, nicht nach angesetzten Zeiten.

Benutzen Sie großzügig Ihr bronchialerweiterndes Medikament.

Wie kann ich meine Lungenfunktion selbst messen?

Dies ist möglich mit der sogenannten Peak-flow-Messung. Einschränkend ist, dass die Messung der Peak-flow-Werte für die Kontrolle der COPD weniger geeignet ist als für die Überwachung des Asthma bronchiale. Trotzdem ist die Messung als Möglichkeit sinnvoll und wird in den COPD-Schulungen erklärt und trainiert.

Was ist der Peak flow?

Der Peak-flow-Messwert gibt an, wie schnell Sie Luft aus Ihrer Lunge ausatmen können. Der Peak-flow-Messwert ist normalerweise höher, wenn es Ihnen gut geht und niedriger, wenn Ihre Luftwege verengt sind. Peak-flow-Messwerte sind daher ein nützlicher Hinweis auf die Weite der Luftwege.

Wie messe ich meinen Peak-flow-Wert?

- 1. Stellen Sie sich hin.
- 2. Schieben Sie den Messzeiger zum unteren Rand der Skala.
- 3. Nehmen Sie das Peak-flow-Meter mit seiner Kante nach unten leicht in die Hand und halten Sie es so vor sich, dass seine Skala von Ihrer Hand fortzeigt. Atmen Sie so tief wie möglich ein. Halten Sie Ihren Atem an, nehmen Sie das Mundstück in den Mund, beißen Sie leicht darauf und schließen Sie Ihre Lippen fest um das Mundstück.
- 4. Neigen Sie Ihren Kopf nicht nach unten.
- 5. Atmen Sie für eine Sekunde oder länger so fest und so schnell aus, wie Sie nur können. Achten Sie darauf, dass das Mundstück nicht durch Ihre Zunge oder Ihre Zähne blockiert wird. Durch Spucken werden irreführend hohe Messwerte erzielt.
- 6. Ihr Peak flow kann auf der Skala neben dem Messzeiger abgelesen werden. Notieren Sie den Messwert und schieben Sie den Zeiger zurück an den unteren Rand der Skala.
- 7. Wiederholen Sie die Schritte 3 – 6 zweimal und notieren Sie den höchsten Wert in Ihr Peak-flow-Tagebuch.

Was ist mein Normalwert?

Ihr Normalwert ist der beste Peak-flow-Wert, den Sie erzielen können. Dies ist Ihr “100-Prozent-Wert” oder Ihr Referenzwert. Bitte vergleichen Sie nicht Ihren Bestwert mit den Werten von anderen – jeder Mensch ist anders und besitzt seinen Bestwert!

Was passiert mit den Peak-flow-Werten bei einer Exazerbation?

Normalerweise fallen die Peak-flow-Werte ab, oft aber verzögert nach der Zunahme von Beschwerden.

Wann soll ich den Peak flow messen?

Normalerweise sofort nach dem morgendlichen Aufstehen und abends; der Wert sollte vor dem Gebrauch der Medikamente gemessen werden.

Wichtig können auch zusätzliche Messungen sein, zum Beispiel wenn Sie sich schlechter fühlen, in Infektsituationen oder auch bei Beschwerden vor, bei und/oder nach dem Sport oder während körperlicher Belastung.

Muss ich jetzt lebenslang den Peak flow messen?

Wenn Sie die COPD im Griff haben, ist dies sicherlich nicht notwendig. Wer ist auch schon so diszipliniert? Ausreichend sind dann Messungen unter Umständen in größeren Abständen, falls es Ihnen gut geht, oder und gerade dann, wenn es Ihnen schlechter geht.

Wie führe ich mein Peak-flow-Heft?

Indem Sie alle Informationen ausfüllen und die Werte eintragen, zum Beispiel mit kleinen Kreuzen oder mit kleinen Kreisen nach Inhalation von erweiternden Medikamenten. Unter Umständen sollten auch die Symptomzeilen ausgefüllt werden (falls vorliegend).

Mittlerweile gibt es auch spezielle "COPD-Tagebücher"; diese sind aber nicht zwingend notwendig.

Was mache ich, wenn mein Peak-flow-Heft voll ist?

Entweder Ihren Arzt nach einem neuen Heft fragen oder selbstständig kreativ Messwerte notieren oder in Kopien eintragen. Ich freue mich sehr über Patienten, die mittels Computer die Werte in Tabellen eintragen – sehr elegant! Solche notierten Werte können entweder dann ausgedruckt, mittels Speichermedium mitgebracht oder sogar per E-Mail übermittelt werden.

Soll ich meinem Arzt meine Messungen zeigen?

Bitte unbedingt in jedem Fall – bringen Sie immer Ihre Messwerte mit!

Manchmal kann es auch sinnvoll sein, gemeinsam Situationen neu festzulegen, in denen zusätzliche Messungen hilfreich sein können.

Was ist bei der Peak-flow-Messung ein "Aktionsplan"?

Der Aktionsplan bedeutet, dass Sie bei bestimmten Peak-flow-Werten Ihre Medikamente anpassen: Geht es Ihnen gut und sind die Werte hoch, können Sie weniger Medikamente nehmen, geht es schlecht und sind die Werte niedrig, sollten Sie mehr Medikamente einnehmen.

Der Aktionsplan kann nur in Zusammenarbeit mit Ihrem Arzt festgelegt werden. Voraussetzung dafür sowie zur Einschätzung, ob und wie ein solcher möglich ist, ist eine sogenannte “Diagnosephase”, in der Sie über einen längeren Zeitraum Messungen durchführen müssen.

Bei der COPD kann oft ein Aktionsplan nur schwer oder gar nicht mittels Peak-flow-Messung erstellt werden; besprechen Sie die Möglichkeit in jedem Fall mit Ihrem Arzt oder auch in der COPD-Schulung.

Was ist bei der Peak-flow-Messung ein “Ampelschema”?

Das Ampelschema bedeutet die Einteilung der persönlichen Peak-flow-Werte in 3 Zonen mit den Farben Grün, Gelb und Rot (die Ampel!). Die Zonen können zum Teil direkt auf der Skala des Peak-flow-Meters festgelegt werden.

Die grüne Zone liegt oberhalb von 80% Ihres besten Wertes, in dieser Zone “geht es Ihnen gut”. Die gelbe Zone liegt zwischen 60% und 80%; hier stimmt irgendetwas nicht, der festgelegte Aktionsplan tritt ein, zum Beispiel sollten Medikamente gesteigert werden. Unterhalb von 60% liegt die rote Zone, hier liegt ein Notfall vor. Nach Aktionsplan kann zum Beispiel Kortison als Tablette genommen werden und/oder auch einfach der Arzt angerufen oder aufgesucht werden.

Bei der COPD kann oft ein Ampelschema nur schwer oder gar nicht mittels Peak-flow-Messung erstellt werden; besprechen Sie die Möglichkeit in jedem Fall mit Ihrem Arzt oder auch in der COPD-Schulung.

Wie lange hält mein Peak-flow-Meter?

Normalerweise bis zu 3 Jahre.

Wo bekomme ich ein Peak-flow-Meter?

Fragen Sie Ihren Arzt; der kann es zum Beispiel rezeptieren. Ich versuche in meiner Praxis immer, Peak-flow-Meter von den Pharmafirmen zur Verfügung gestellt zu bekommen. Diese kann ich dann unmittelbar herausgeben.

Den Firmen sei an dieser Stelle dafür herzlich gedankt, dies ist eine sehr hilfreiche Unterstützung!

Wie oft soll ich das Peak-flow-Meter reinigen?

Einmal pro Monat.

Wie soll ich das Peak-flow-Meter reinigen?

Nach den Angaben des Herstellers. Meistens kann es feucht gewischt werden und anschließend mit einem sauberen Tuch getrocknet werden. Vor der nächsten Anwendung sollte es auf das obere Ende gestellt werden und vollständig abtrocknen.

Wie kann ich sicher sein, das meine Messwerte stimmen?

Wenn Sie das Gefühl haben, Ihr Peak-flow-Meter sei kaputt oder liefert falsche Messwerte, wenden Sie sich an Ihren Arzt. Es besteht in der Arztpraxis die Möglichkeit, die Kalibrierung des Peak-flow-Meters im Vergleich zu einem kalibrierten Spirometer zu testen.

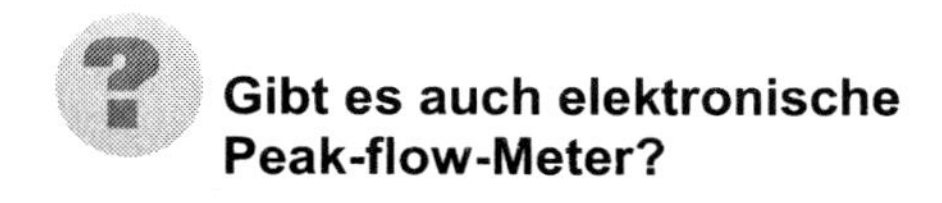

Gibt es auch elektronische Peak-flow-Meter?

Gibt es, sind aber normalerweise nicht notwendig, außer zum Beispiel für klinische Studien.

Wie oft soll ich eigentlich zum Arzt zur Kontrolle gehen?

Wenn alles stabil ist, reicht die Kontrolle einmal pro Jahr aus. Bei Problemen oder bei einem instabilen Verlauf sind die Kontrollen öfters notwendig, dann auch zum Beispiel alle 3 Monate.

In den neuen Gesundheitsprogrammen sollten Sie einmal pro Quartal, das heißt auch alle 3 Monate, zum Arzt gehen.

Was ist ein "Lungenfunktionspass"?

Ein kleines Heft, welches Sie zum Beispiel von Ihrer Krankenkasse oder von Ihrem Arzt bekommen können. In diesen Pass können Sie wichtige Lungenfunktionswerte, die bei Untersuchungen erhoben werden, eintragen lassen. Sie erhalten so eine Bestandsaufnahme und eine Verlaufskontrolle über einen längeren Zeitraum.

Behandlung

Was ist die beste Behandlung?

Das Rauchen zu beenden ist medizinisch die beste Therapie!

Was ist wesentlich für ein Behandlungskonzept der COPD?

Im modernen Sprachgebrauch wird das Konzept das "Management der COPD" genannt.

4 Punkte sind wesentlich:

- Die exakte Diagnose als Grundlage einer wirksamen Therapie.
- Vorsorgende, präventive Maßnahmen, insbesondere die Ausschaltung von Risikofaktoren.
- Die konsequente Langzeittherapie, das heißt vor allem die regelmäßige Einnahme der Medikamente.
- Die Behandlung akuter Exazerbationen, das heißt die Behandlung von akuten Verschlechterungen.

Was sind die Ziele des Managements?

7 Ziele sollten erreicht werden:

- Die Verminderung des Fortschreitens der COPD.
- Die Linderung der Symptome.
- Die Steigerung der körperlichen Belastbarkeit.

– Die Verbesserung des Gesundheitszustandes und der Lebensqualität.
– Die Vorbeugung und Behandlung von Exazerbationen.
– Die Vorbeugung und Behandlung von Komplikationen.
– Die Verringerung der Sterblichkeit.

Welches Medikament hilft mir?

Dies sollte in Zusammenarbeit mit Ihrem Arzt herausgefunden werden.

Wie kann ich die Medikamente einnehmen?

Die Inhalationstherapie ist die wichtigste Behandlungsform bei verengenden Atemwegserkrankungen wie dem Asthma bronchiale und der chronisch obstruktiven Bronchitis (COPD). Weitere Wirkstoffe liegen in Tablettenform vor.

Welche bronchialerweiternden Medikamente werden am häufigsten eingesetzt?

Die wichtigsten und am häufigsten eingesetzten Medikamente zur Bronchialerweiterung sind die kurzwirksamen Beta-Sympathomimetika. Diese sollten inhalativ benutzt werden, sie gelten als Notfallmedikamente mit der schnellsten Wirkung auf die Symptome. Sie werden daher als “Bedarfsmedikamente” bezeichnet.

Welche Nebenwirkungen haben die kurzwirksamen Beta-Sympathomimetika?

Sie können vor allem bei den ersten Anwendungen Zittern und Herzrasen auslösen, ähnlich wie die Wirkung von koffeinhaltigen Getränken. Sollte dies eintreten, verliert sich diese an sich ungefährliche Nebenwirkung meistens mit den nächsten Anwendungen.

Wie heißen häufig eingesetzte kurzwirksame Beta-Sympathomimetika?

Fenoterol und Salbutamol.

Wann werden langwirksame Beta-Sympathomimetika eingesetzt?

Bei einer COPD eines höheren Schweregrades.

Wie heißen häufig eingesetzte langwirksame Beta-Sympathomimetika?

Formoterol und Salmeterol.

Welche Nebenwirkungen haben diese Medikamente?

Keine wesentlich anderen als die kurzwirksamen Beta-Sympathomimetika.

Welche Schweregrade gibt es?

Es gibt nach der letzten wissenschaftlichen Überarbeitung jetzt 4 Schweregrade; der frühere Schweregrad "0" ist weggefallen.

Schweregrad	Lungenfunktion	Symptome
1: leicht	leicht eingeschränkt	mit oder ohne Husten, Auswurf
2: mittel	mittel eingeschränkt	mit oder ohne Husten, Auswurf, Lufnot
3: schwer	schwer eingeschränkt	mit oder ohne Husten, Auswurf, Lufnot
4: sehr schwer	schwerst eingeschränkt	schlechte Blutgase oder Versagen des rechten Herzens

Die Therapie ist angepasst an die Schweregrade:

- **Stufe I:** Kurzwirksamer Bronchialerweiterer nach Bedarf.
- **Stufe II:** Mindestens ein Bronchialerweiterer.
- **Stufe III:** Mindestens ein Bronchialerweiterer, ein inhalatives Kortikosteroid bei eindeutiger Symptom- und Lungenfunktionsbesserung oder bei wiederholten akuten Verschlechterungen.
- **Stufe IV:** Mindestens ein Bronchialerweiterer, ein inhalatives Kortikosteroid bei eindeutiger Symptom- und

Lungenfunktionsbesserung oder bei wiederholten akuten Verschlechterungen. Eventuell Sauerstofftherapie, Beatmungstherapie u.a.

Was sind Anticholinergika?

Auch Medikamente, die eine Bronchialerweiterung bewirken. Eine Kombination mit Beta-Sympathomimetika ist möglich und wird oft durchgeführt.

Wie heißen Anticholinergika?

Es gibt ein kurzwirksames, Ipratropium, und ein langwirksames, Tiotropium.

Was ist Theophyllin?

Auch ein bronchialerweiterndes Medikament, das in der Therapie jedoch weniger eingesetzt wird. Das Medikament kann im Blut bestimmt werden – die Wirksamkeit kann daher überprüft oder angepasst werden.

Theophyllin ist eigentlich sogar ein pflanzliches Medikament, ursprünglich wurde es aus Teeblättern hergestellt!

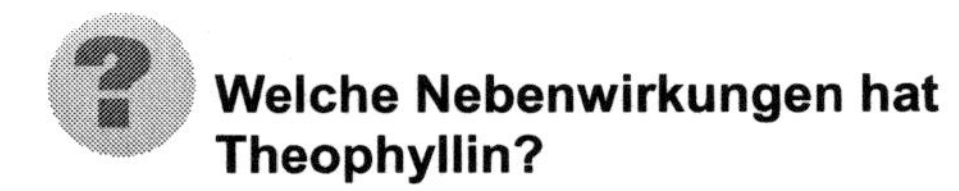

Welche Nebenwirkungen hat Theophyllin?

Häufiger wird Theophyllin wegen Magenbeschwerden und Übelkeit nicht vertragen, auch Herzrasen und Zittern können auftreten.

Ich habe gelesen, dass Theophyllin auch im Kaffee enthalten ist!?

Das stimmt, Theophyllin ist sowohl im Kaffee als auch im Tee enthalten. Die enthaltende Dosis ist allerdings im Vergleich zur Tablette erheblichst niedriger, so dass eine mögliche "therapeutische Trinkmenge" eine Tablette nicht ersetzen kann. Sie müssten schon zig Tassen starken Kaffees oder Tees trinken, um eine mögliche Wirkung zu erzielen.

Warum nimmt man Kortison?

Kortison ist das wichtigste Medikament, das die Entzündung und die Überempfindlichkeit der Bronchien behandelt.

Muss jeder COPD-Patient Kortison nehmen?

Nein, dies ist sogar die Ausnahme. Inhalierbares Kortison wirkt nur bei einer Minderheit. Ob ein Nutzen vorhanden ist, kann durch eine zeitlich begrenzte Einnahme erprobt werden.

Ist Kortison zum Inhalieren gleich wie eine Kortison-Tablette oder eine Kortison-Spritze?

Der große Vorteil von dem inhalierbaren Kortison ist die meist gleich gute Wirkung bei jedoch erheblich weniger möglichen Nebenwirkungen. Wenn immer möglich (und dies funktioniert fast immer) sollte Kortison zum Inhalieren benutzt werden! Kortison als Tablette hat jedoch einen großen Stellenwert bei akuten Verschlechterungen einer COPD, zum Beispiel bei Infekten der Atemwege. Dann ist die zeitlich begrenzte Gabe in einer festen Dosierung über 14 Tage absolut sinnvoll!

Welche Nebenwirkungen hat inhalierbares Kortison?

Beim Spray kann ein eigentlich harmloser Mundpilz, der sogenannte Mundsoor, auftreten. Des Weiteren kann in ebenso seltenen Fällen Heiserkeit auftreten. Zur Vorbeugung sollte daher eine Prophylaxe der Mundhöhle, eine Mundhygiene, betrieben werden:

- 1. Nach der Inhalation sollte etwas gegessen und getrunken werden.
- 2. Dann sollte der Mund gut mit Leitungswasser ausgespült werden, spezielle Mundwasser sind nicht notwendig.
- 3. Zum Abschluss sollten die Zähne geputzt werden.

All das dient dazu, das Medikament aus dem Mund zu entfernen, in den es nicht gehört!

Wie heißen häufig eingesetzte inhalierbare Kortisone?

Zum Beispiel Budesonid, Beclometason und Fluticason.

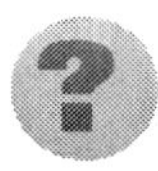

Ich vertrage das inhalierbare Kortison nicht, was soll ich tun?

Es gibt seit 2005 ein neu entwickeltes inhalierbares Kortisonpräparat, pharmakologisch Ciclesonid, welches durch ein unterschiedliches Aktivierungsverfahren die seltenen Nebenwirkungen wie Mundpilz und Heiserkeit fast vollständig eliminiert.

Muss ich vor inhaliertem Kortison Angst haben?

Überhaupt nicht; es ist eines der Medikamente, die ab der Geburt (!) lebenslang eingesetzt werden können, es ist ein sehr sicheres Medikament.

Lesen Sie einmal bitte zum Vergleich den Beipackzettel von irgendwelchen Schmerztabletten, die Sie frei in der Apotheke kaufen können – Sie werden erstaunt sein.

In der Zeitung steht aber immer wieder, wie gefährlich Kortison ist! Das betrifft fast ausschließlich Kortison-Tabletten oder -Spritzen; hier gibt es nach längerer Anwendung ganz andere und teils schwerwiegendere Nebenwirkungen.

Deutschland ist leider ein Land mit einer ausgeprägten und oft geschürten Angst gegen Kortison, völlig ungerechtfertigt auch gegen inhalierbares Kortison. Im Gegensatz dazu lassen sich Tausende von Patienten bereitwillig Kortison als Spritze gegen Heuschnupfen geben und das jahrelang! Diese Spritzen sind in dieser Situation heutzutage obsolet, das heißt medizinisch verlassen und damit eigentlich verboten.

Kortison ist übrigens ein natürliches Hormon, das im Körper in der Nebennierenrinde gebildet wird. Ohne Kortison ist der Mensch nicht lebensfähig!

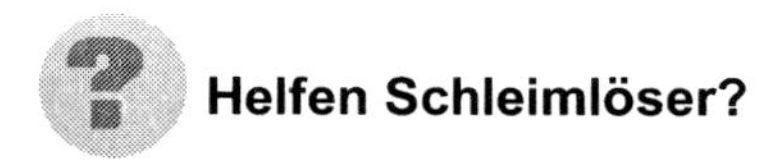

Helfen Schleimlöser?

Schleimlöser (zum Beispiel ACC, NAC), die ohne Rezept frei erhältlich sind, sind keine Medikamente der ersten Wahl. Alle anderen aufgezählten Medikamente sind wesentlich sinnvoller und auch wirksamer. In ausgewählten Fällen können Schleimlöser hilfreich sein, unter Umständen dann, wenn sehr viel und sehr zäher Schleim vorliegt.

Helfen Hustenstopper?

Hustenstopper, medizinisch Antitussiva, sollten regelmäßig bei einer COPD nicht genommen werden und sind keine Basismedikamente. Der Hustenreflex ist grundsätzlich als schützend anzusehen und sollte erhalten bleiben.

Sinnvoll und hilfreich kann der Einsatz aber bei einer akuten Verschlechterung oder bei quälendem Reizhusten sein. Zeitlich sollte der Einsatz auf maximal 3 Wochen beschränkt werden.

Grundsätzlich viel wichtiger als eine “Hustentherapie” ist die Therapie der Ursache des Hustens!

Wenn ich mehrere Medikamente einnehmen muss, gibt es einfachere Kombinationen davon?

Es gibt einige sinnvolle Kombinationen, zum Beispiel ein langwirksames Beta-Sympathomimetikum und ein Kortisonpräparat zum Inhalieren (Fluticason + Salmeterol, Budesonid + Formoterol, Beclometason + Formoterol).

Auch auf dem Markt ist eine Kombination von einem kurzwirksamen Beta-Sympathomimetikum und einem kurzwirksamen Anticholinergikum (Fenoterol + Ipratropium).

Muss ich meine Medikamente lebenslang einnehmen?

Grundsätzlich sollte nach einer erreichten Besserung der Symptome eine Verringerung der Therapie erwogen werden. Häufig ist dies jedoch aufgrund des chronischen Verlaufs der COPD nicht sinnvoll und möglich.

Kann ich mit meinen Medikamenten noch Auto fahren?

Dies ist normalerweise überhaupt kein Problem, besondere Vorsichtsmaßnahmen sind nicht erforderlich.

Helfen Sole-Inhalationen?

Auch wenn Sole-Inhalationen lange und traditionell eingesetzt werden – denken Sie nur an die Salinen in den Kurorten –, ist die wissenschaftliche Datenlage gering. Es gibt Patienten, die durch regelmäßige Inhalationen profitieren.

Hilft autogenes Training?

Autogenes Training, zum Beispiel als "progressive Muskelentspannung nach Jacobson", ist eine anerkannte Entspannungstechnik, die vielen Betroffenen ergänzend helfen kann.

Hilft eine Klimaänderung?

Eine Klimaänderung kann in vielen Fällen hilfreich sein, günstig sind oft Aufenthalte am Meer oder im Mittelgebirge.

Kann ich in die Sauna gehen?

Saunabesuche sind immer zu befürworten und sind eine der Möglichkeiten, das Immunsystem zu stärken. Bei regelmäßigen Besuchen kann die Anzahl von Infekten vermindert werden. Voraussetzung des Besuches ist die Kreislaufverträglichkeit und die Stabilität vorhandener Krankheiten. Bei Unsicherheit sollte der Arzt gefragt werden.

Helfen Anwendungen nach Kneipp?

Auch diese Verfahren sind zu befürworten und können ebenfalls dazu dienen, das Immunsystem zu stärken.

Helfen pflanzliche Therapien?

Praktisch haben pflanzliche Medikamente in der Anwendung einen hohen Stellenwert. Viele Medikamente sind tatsächlich aus der pflanzlichen Therapie entwickelt oder entdeckt worden. Das Problem ist schulmedizinisch in vielen Fällen der fehlende überzeugende Wirkungsnachweis. Im Einzelfall ist der Effekt vorhanden.

Hilft die Psychotherapie?

Wichtig ist die ärztliche Einschätzung der Notwendigkeit. Falls die Psychotherapie notwendig ist, ist sie eine klare medizinische Maßnahme.

Zu welchem Arzt soll ich langfristig gehen?

Die beste Langzeitbetreuung ist eine eng verzahnte ambulante Versorgung durch den Hausarzt und den Pneumologen. Wer was wie oft macht, ist bei einer gut funktionierenden Zusammenarbeit der Ärzte unproblematisch festzulegen.

Im Wartezimmer sitzt ein Patient mit einem Sauerstoffgerät – brauche ich so was auch?

Die klassische sogenannte Sauerstoff-Langzeittherapie benötigen wenige Patienten mit dem sehr schweren Stadium IV der COPD. Diese haben eine dauerhafte und schwerwiegende Erniedrigung ihres Blutsauerstoffs. Sie müssen 16 – 24 Stunden am Tag (!) Sauerstoff inhalieren, meist über eine Nasenbrille und oft auch unter körperlicher Belastung.

Die Sauerstoff-Langzeittherapie ist daher eine aufwendige Maßnahme, bedarf klarer Voraussetzungen und engmaschiger Kontrollen beim Pneumologen.

Ich soll jetzt eine Sauerstoff-Langzeittherapie erhalten, gibt es verschiedene Möglichkeiten?

Für die Durchführung stehen folgende Sauerstoff-Quellen zur Verfügung: Sauerstoff-Gasflaschen, Sauerstoff-Konzentratoren und Flüssigsauerstoff.

Die für Sie passende Therapie wird von Ihrem Arzt festgelegt; wichtig zum Beispiel ist, wie und in welchem Umfang Sie aktiv sind.

In der Wohnung beträgt die Schlauchzuleitung vom Gerät zu Ihnen bis zu 15 Meter, so dass Sie sich flexibel verhalten können.

Welche Sauerstoffmenge soll ich inhalieren?

Die erforderliche Sauerstoffmenge, zum Beispiel 2 Liter, wird beim Pneumologen oder im Krankenhaus bei einer Sauerstoff-Testatmung ermittelt.

Die Sauerstoff-Testatmung dauert mindestens 20 Minuten.

Wird der Sauerstoff gespeichert?

Nein, Sauerstoff wirkt nur, solange er zugeführt wird.

Gibt es Nebenwirkungen durch den Sauerstoff?

Bei einer richtigen Indikationsstellung und Durchführung nur selten. Manchmal kann es zu einer Reizung und/oder Austrocknung der Nasenschleimhäute kommen.

Gefährlich für den Sauerstoff ist Feuer: Daher ist ein absolutes Rauchverbot zwingend notwendig!

Ein Bekannter von mir hat zu Hause ein richtiges Beatmungsgerät. Kann mir so was helfen?

Bei einer sehr schweren COPD kann es durch die chronische Überlastung der Atemmuskulatur zu einer Atemmuskelermüdung kommen. In diesem speziellen Fall kann unter sehr bestimmten Voraussetzungen die sogenannte Heimbeatmung erwogen werden. Die Beatmung erfolgt über Nasen- oder Mund-Nasen-Masken und dauert in der Regel 8 – 14 Stunden pro Tag (!). Auch die Heimbeatmung ist eine sehr aufwendige Therapie.

Ich habe im Internet gelesen, dass COPD operiert werden kann. Stimmt das?

So stimmt das auf gar keinen Fall. Mögliche operative Eingriffe müssen unterschiedlich betrachtet werden:

Bei großen Emphysemblasen, sogenannten Bullae, die mehr als ein Drittel eines Lungenflügels einnehmen und das benachbarte Gewebe zusammendrücken, kann die Operation dieser Blase zu einer Besserung führen. Bei kleineren Luftblasen oder bei einem “reinen” Lungenemphysem ohne größere Blasen ist diese Operation nicht sinnvoll.

Von dem amerikanischen Chirurgen Cooper wurde eine Operation des Lungenemphysems eingeführt, bei der stark veränderte Lungenbereiche operiert bzw. mittels bestimmter Operationstechniken entfernt werden. Diese sogenannte Lungenvolumenreduktion kommt, wenn überhaupt, nur bei einer sehr kleinen und schwerst kranken Patientengruppe in Frage, die ausgesprochen sorgfältig ausgewählt wird. Eine vorangehende mehrmonatige Rauchabstinenz ist unter anderem zwingend erforderlich.

Die Lungenvolumenreduktion wird nur in hoch spezialisierten Kliniken durchgeführt.

Quasi die allerletzte therapeutische Möglichkeit bei der COPD ist die Lungentransplantation. Auch bei dieser Operation gibt es eine Vielzahl von Einschluss- und Ausschlusskriterien, auch dieser Eingriff bleibt hoch spezialisierten Kliniken vorbehalten. Voraussetzung für die Aufnahme auf die Warteliste (es fehlen Spenderorgane in ausreichender Anzahl!) ist ein bewiesener, mindestens sechsmonatiger Tabakrauchstopp.

In den meisten Kliniken existiert eine Altersobergrenze von 60, in Ausnahmefällen von 65 Jahren.

Die durchschnittliche Wartezeit vor Verfügbarkeit eines Spenderorgans beträgt 2 Jahre!

Werden eigentlich neue Medikamente entwickelt?

Permanent; gegenwärtig läuft eine Vielzahl von Untersuchungen neuer Medikamente, sowohl in Inhalationsform als auch in Tablettenform. Auch bisherige Medikamente werden bezüglich neuer möglicher positiver Wirkungen getestet.

Wichtig: Die Entwicklung geht also ständig weiter!

Ich nehme einen Betablocker ein, meinem Pneumologen gefällt das nicht. Warum?

Beta-Rezeptorenblocker sind sehr wichtige Medikamente in der Therapie von Herz-Kreislauf-Erkrankungen wie zum Beispiel des Bluthochdrucks, der Erkrankung der Herzkranzgefäße, das heißt der koronaren Herzkrankheit einschließlich des Herzinfarktes, der Herzrhythmusstörungen und der chronischen Herzschwäche, das heißt der Herzinsuffizienz.

Leider haben Betablocker auch die (Neben-)Wirkung, die Bronchien zu verengen und wirken damit des Weiteren gegenteilig zu den bronchial erweiternden Medikamenten.

Soll ich den Betablocker absetzen?

Machen Sie das auf gar keinen Fall selbstständig – es kann unmittelbare negative Folgen für Sie haben. Falls möglich, sollte ein Betablocker durch ein anderes Medikament ersetzt werden, aber nur nach Rücksprache und erstelltem Plan mit Ihrem behandelnden Arzt.

Ist ein Ersatz nicht möglich, zum Beispiel wenn der Nutzen des Betablockers die möglichen bronchialen Risiken überwiegt, ist die weitere Einnahme in der kleinstmöglichen Dosierung und unter einer sorgfältigen Beobachtung und engmaschigen Kontrolle möglich.

Inhalieren

Was gibt es für Inhalationssysteme?

Auf dem Arzneimittelmarkt liegt eine große Auswahl von Inhalationssystemen vor, die teils mehr verwirrt als hilft. Aktuell dominieren treibgasgetriebene Dosieraerosole den Weltmarkt. Diese Systeme sind seit 1956 verfügbar, sehr robust, feuchtigkeitsunabhängig und haben eine hohe Dosiergenauigkeit. Ganz überwiegend werden Dosieraerosole als handausgelöste Systeme eingesetzt.

Die meisten Dosieraerosole wurden mit Fluorchlorkohlenwasserstoffen (FCKW) betrieben; FCKW-Sprühdosen sollten generell aber nicht mehr benutzt werden, da es durch die Chloratome zu einer Zerstörung der Ozonschicht kommt. Seit dem 01.01.2001 dürfen kurzwirksame Beta-Sympathomimetika nicht mehr mit FCKW in den Handel gebracht werden, in der Folge wurden auch FCKW-betriebene Dosieraerosole mit Kortison verboten.

Welche Inhalationssysteme sind besser oder schlechter?

Ziel jeder Inhalationstherapie ist, dem Patienten ein System zur Verfügung zu stellen, das einfach zu handhaben ist und eine bestmögliche Wirkung im gewünschten Bereich des Atemtrakts ermöglicht. Das beste System ist daher im Einzelfall herauszufinden, wobei natürlich wissenschaftliche Untersuchungen als Grundlage vorliegen.

Ist Inhalieren besser als Tabletten schlucken?

Wenn die Wirkstoffe sowohl als Tablette als auch zum Inhalieren vorliegen, ist das Inhalieren eigentlich immer besser. Es ermöglicht eine hohe lokale Wirkstoffkonzentration in den Atemwegen bei einer geringen Gesamtdosis; daraus resultiert ein günstiges Verhältnis von Wirkung und Nebenwirkung (zum Beispiel Kortison) sowie ein rascher Wirkungseintritt (zum Beispiel bronchialerweiternde Medikamente).

Wie inhaliere ich richtig?

Das Medikament kommt umso besser in die Lunge, je kleiner die Teilchen sind, umso tiefer die Atemzüge sind und umso langsamer der Atemfluss ist, das heißt wie schnell die Einatmung erfolgt.

Ein in der Praxis häufiges Anwendungsproblem ist die Koordination zwischen Auslösung des Sprühstoßes und Beginn der Einatmung nach einer tiefen Ausatmung. Dieses Problem kann durch den Einsatz einfacherer Systeme gelöst werden.

Wie benutze ich ein Dosieraerosol?

- 1. Schutzkappe entfernen.
- 2. Gut schütteln, mit dem Mundstück nach unten.
- 3. Tief und ruhig ausatmen. Dabei nicht in das Mundstück hineinatmen.
- 4. Dosieraerosol mit dem Behälterboden nach unten halten und das Mundstück fest ohne Lücke mit den Lippen umschließen.

– 5. Langsam und tief einatmen, gleichzeitig bei Beginn der Einatmung das Dosieraerosol einmal nach unten eindrücken – ein Sprühstoss wird freigesetzt.
– 6. 6, besser 10 Sekunden die Luft anhalten.
– 7. Mund öffnen und vom Dosieraerosol weg ausatmen.
– 8. Schutzkappe wieder aufsetzen.

Eventuell die zweite Inhalation in derselben Weise durchführen.

Wie oft reinige ich ein Dosieraerosol?

Nach den Angaben des Herstellers (es gibt sehr viele verschiedene Dosieraerosole auf dem Markt!). Normalerweise sollte es täglich gereinigt werden.

Wie reinige ich ein Dosieraerosol?

Nach den Angaben des Herstellers. Normalerweise umfasst die Reinigung folgende Schritte:
– 1. Entfernen Sie die Schutzkappe.
– 2. Nehmen Sie den Metallbehälter aus dem meist weißen Kunststoffgehäuse heraus.
– 3. Spülen Sie das Kunststoffgehäuse zuerst von oben (Seite mit der Öffnung, in die der Metallbehälter eingesetzt wird), dann von unten (Seite, auf die die Schutzkappe aufgesetzt wird) jeweils für eine Minute mit handwarmem Wasser (ca. 45°C) durch, um Ablagerungen in der Sprühöffnung zu lösen.
– 4. Entfernen Sie überschüssiges Wasser von der Innenseite des Kunststoffgehäuses, indem Sie es mit der Öffnung, in die der Metallbehälter eingesetzt wird, auf eine harte Oberfläche klopfen.
– 5. Lassen Sie es gut trocknen, am besten über Nacht.
– 6. Vergewissern Sie sich, dass das Kunststoffgehäuse trocken ist und dass die Gummimanschette fest auf dem Metallbehälter sitzt. Setzen Sie dann alle Teile wieder

zusammen: Stecken Sie den Metallbehälter wieder in das Kunststoffgehäuse und setzen Sie die Schutzkappe wieder auf das Kunststoffgehäuse.

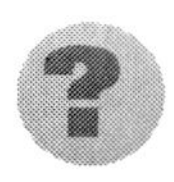

Mein Dosieraerosol ist verstopft, was soll ich tun?

Die Reinigungsschritte 1 – 2 durchführen, dann das Kunststoffgehäuse 20 Minuten in heißem Leitungswasser einweichen und dann die Reinigungsschritte 3 – 5 durchführen.

Versuchen Sie nicht, die Verstopfung mit einer Nadel zu beseitigen; auch die Gummimanschette darf nicht entfernt werden.

Muss ich vor der ersten Benutzung eines neuen Dosieraerosols tatsächlich 4 Sprühstöße in die Luft abgeben?

Falls der Hersteller dies in die Gebrauchsanweisung schreibt: Dies ist richtig, damit wird das Dosieraerosol gebrauchsfertig gemacht. Wird das Dosieraerosols länger als 3 Tage nicht benutzt, reichen üblicherweise 2 Sprühstöße.

Was muss ich bei der Aufbewahrung beachten?

Drei Dinge: Vor Sonnenbestrahlung, vor starker Erwärmung über 50°C und vor feuchter Umgebung schützen.

Wie merke ich, dass das Dosieraerosol leer ist?

Es gibt leider keine gute Methode. Am besten: Merken Sie sich in etwa die entnommenen Inhalationen, zum Beispiel mit einer Strichliste. Am Gewicht und am Schütteln ist der Restinhalt nicht besonders gut festzustellen. Auch das Aluminiumbehältnis auf Wasser zu legen, ist nicht empfehlenswert.

Wie benutze ich den Turbohaler®?

Bei der erstmaligen Anwendung:

- 1. Schutzkappe abschrauben und entfernen; beim Abschrauben ist ein ratterndes Geräusch zu hören.
- 2. Das Gerät aufrecht halten, das rote Dosierrad zeigt nach unten.
- 3. Das Dosierrad bis zum Anschlag zunächst in die eine und anschließend in die andere Richtung drehen. In welche Richtung zuerst gedreht wird, ist nicht entscheidend; es ist ein Klickgeräusch zu hören. Das Mundstück beim Drehen nicht festhalten.
- 4. Wiederholen Sie Schritt 3.
- 5. Das Inhaliergerät ist nun zur Inhalation bereit.

Bei jeder weiteren Anwendung:

- 1. Schutzkappe abschrauben und entfernen; beim Abschrauben ist ein ratterndes Geräusch zu hören.
- 2. Das Gerät aufrecht halten, das rote Dosierrad zeigt nach unten.
- 3. Das Dosierrad bis zum Anschlag zunächst in die eine und anschließend in die andere Richtung drehen. In welche Richtung zuerst gedreht wird, ist nicht entscheidend; es ist ein Klickgeräusch zu hören. Das Mundstück beim Drehen nicht festhalten.
- 4. Tief und ruhig ohne Gerät ausatmen.
- 5. Das Mundstück fest ohne Lücke zwischen den Zähnen platzieren, mit den Lippen umschließen.

– 6. Langsam und tief durch das Gerät einatmen, nicht kräftig auf das Mundstück beißen.
– 7. Das Gerät vom Mund absetzen und einige, besser 10 Sekunden die Luft anhalten. Nicht in das Gerät ausatmen.
– 8. Die Schutzkappe wieder aufschrauben.

Eventuell die zweite Inhalation in derselben Weise durchführen.

Wie funktioniert das Zählwerk?

Die Dosisanzeige unterhalb des Mundstücks zeigt die zu Beginn enthaltenen 120 Dosen an und zählt in 10er-Schritten rückwärts. Aufgrund der Skalierung findet nicht bei der Freisetzung jeder Dosis eine augenscheinliche Bewegung der Dosieranzeige statt. Die Freisetzung jeder einzelnen Dosis ist dennoch sichergestellt.

Die letzten 10 Dosen erscheinen auf rotem Hintergrund. Sobald sich die Null in der Fenstermitte befindet, dosiert das Gerät nicht mehr korrekt. Eine Drehung des Dosierrades bleibt weiterhin möglich. Weitere Inhalationen sind aber nicht mehr zulässig.

Obwohl das Zählwerk eine Null anzeigt, höre ich beim Schütteln ein Geräusch im Gerät!?

Das Geräusch wird durch das Trockenmittel verursacht.

Wie oft reinige ich den Turbohaler®?

Regelmäßig, zum Beispiel mindestens wöchentlich.

Wie reinige ich den Turbohaler®?

Äußerlich mit einem trockenen Tuch, keine Verwendung von Wasser oder anderen Flüssigkeiten.

Was muss ich bei der Aufbewahrung beachten?

Nicht über 30 °C lagern.

Wie benutze ich den Diskus®?

- 1. Öffnen: Halten Sie den Diskus® in einer Hand und legen Sie den Daumen Ihrer anderen Hand auf den Daumengriff. Schieben Sie den Daumengriff so weit wie möglich von sich weg.
- 2. Halten Sie den Diskus® so, dass das Mundstück auf Sie gerichtet ist. Schieben Sie den Hebel so weit wie möglich von sich weg, bis Sie ein Klicken hören. Der Diskus® ist jetzt einsatzbereit. Die Freigabe der Einzeldosis wird durch das Zählwerk angezeigt.
- 3. Inhalation: Halten Sie den Diskus® von Ihrem Mund entfernt.
- 4. Tief und ruhig ausatmen – nicht in den Diskus® hinein!
- 5. Das Mundstück fest ohne Lücke mit den Lippen umschließen.
- 6. Langsam und tief einatmen.
- 7. Nehmen Sie den Diskus® von Ihrem Mund.
- 8. 10 Sekunden die Luft anhalten.
- 9. Mund öffnen und vom Diskus® weg ausatmen.
- 10. Schließen: Legen Sie Ihren Daumen in den Daumengriff und schieben Sie ihn so weit wie möglich zu sich zurück. Dadurch gelangt der Hebel automatisch in seine Ausgangsposition zurück.

Eventuell die zweite Inhalation in derselben Weise durchführen.

Mein Diskus® hat ein Zählwerk, wie funktioniert das?

Ein unbenutzter Diskus® enthält 60 Einzeldosen. Das Zählwerk ist oben auf dem Diskus® und zeigt an, wie viel Einzeldosen verbleiben. Die Zahlen 5 – 0 erscheinen in Rot, um auf die noch wenigen Einzeldosen aufmerksam zu machen.

Ich habe versehentlich den Hebel vor der Inhalation mehrfach verschoben!?

Sollte nicht geschehen, da dadurch ungenutzte Einzeldosen freigegeben werden.

Was muss ich bei der Aufbewahrung beachten?

Trocken aufbewahren und nicht über 30 °C lagern.

Wie benutze ich den Novolizer®?

- 1. Die Inhalation sollte im Stehen oder Sitzen erfolgen.
- 2. Halten Sie den Novolizer® waagerecht.
- 3. Entfernen Sie die Schutzkappe.
- 4. Drücken Sie die farbige Taste ganz nach unten. Ein lautes Doppelklicken ist zu hören und die Farbe im unteren Kontrollfenster wechselt von Rot auf Grün. Lassen Sie dann die farbige Taste los. Die grüne Farbe im Kon-

trollfenster signalisiert, dass der Novolizer® zur Inhalation bereit ist, wie bei der Ampel: “Freie Fahrt!”
- 5. Atmen Sie tief aus, aber nicht in den Novolizer® hinein.
- 6. Umschließen Sie das Mundstück mit den Lippen, saugen Sie die Pulverdosis kräftig mit einem langen Atemzug ein und halten Sie Ihren Atem danach noch einige Sekunden an. Während dieses Atemzuges muss ein deutliches Klicken zu hören sein, das die korrekte Inhalation anzeigt.
- 7. Nehmen Sie das Gerät aus dem Mund und atmen normal weiter.
- 8. Überprüfen Sie, ob die Farbe im Kontrollfenster nach Rot gewechselt hat.
- 9. Setzen Sie die Schutzkappe wieder auf das Mundstück.

Eventuell die zweite Inhalation in derselben Weise durchführen.

Es hat nicht “Klick” gemacht und die Farbe hat auch nicht gewechselt!?

Wiederholen Sie den Vorgang wie oben beschrieben.

Wie bereite ich einen neuen Novolizer® vor?

- 1. Drücken Sie die geriffelten Flächen auf beiden Seiten des Deckels des Inhalators leicht zusammen, schieben Sie den Deckel nach vorn und nehmen Sie ihn nach oben ab.
- 2. Entfernen Sie die Schutzfolie von der Patronendose und nehmen Sie die neue Patrone heraus. Dies sollten Sie unmittelbar vor der Verwendung tun. Die Farbcodierung der Patrone muss der Farbe der Dosiertaste entsprechen.

– 3. Stecken Sie die Patrone mit dem Zahlfenster in Richtung des Mundstücks in den Novolizer® hinein. Drücken Sie nicht die Dosiertaste, während Sie die Patrone einsetzen.

Wie fülle ich den Novolizer® nach?

– 1. Drücken Sie die geriffelten Oberflächen an beiden Seiten des Deckels leicht zusammen, ziehen Sie den Deckel nach vorn und heben Sie diesen ab.
– 2. Entnehmen Sie die alte Patrone.
– 3. Entfernen Sie die Schutzfolie aus Aluminium von der Patronendose und nehmen Sie die neue Patrone heraus.
– 4. Setzen Sie die neue Patrone in den Novolizer® ein, wobei das Dosiszählwerk zum Mundstück zeigen muss.
– 5. Setzen Sie den Deckel wieder in die oben erwähnten Seitenführungen ein und drücken Sie diesen in Richtung Taste flach nach unten, bis er einrastet.

Wie funktioniert das Zählwerk?

– 1. Die Zahl im oberen Fenster gibt die Anzahl der noch verfügbaren Inhalationen an.
– 2. Der Zählstreifen hat im Bereich von 200 – 60 eine Anzeige in 20er Schritten und von 60 – 0 in 10er Schritten.

Wie oft soll ich den Novolizer® reinigen?

In regelmäßigen Abständen, zum Beispiel wöchentlich, mindestens aber bei jedem Austausch der Patrone.

Wie reinige ich den Novolizer®?

- 1. Entfernung der Schutzkappe und des Mundstücks: Entfernen Sie die Schutzkappe. Umfassen Sie dann das Mundstück und drehen es kurz gegen den Uhrzeigersinn, bis es locker ist. Dann nehmen Sie es ab.
- 2. Drehen Sie den Novolizer® auf den Kopf. Fassen Sie den locker sitzenden Dosierschlitten und ziehen Sie ihn nach vorn und nach oben ab. Pulverreste können durch leichtes Aufklopfen entfernt werden. Reinigen Sie das Mundstück, den Dosierschlitten und den Pulverinhalator mit einem weichen, fusselfreien und trockenen Tuch. Benutzen Sie keinesfalls Wasser oder Reinigungsmittel.
- 3. Zusammenbau: Setzen Sie den Dosierschlitten nach der Reinigung schräg nach oben ein und drücken Sie ihn in seine Position. Drehen Sie den Inhalator wieder um. Setzen Sie das Mundstück mit dem Stift links in die Aussparung und drehen Sie es bis zum Einrasten nach rechts. Setzen Sie zum Schluss die Schutzkappe wieder auf.

Was muss ich bei der Aufbewahrung beachten?

Vor Feuchtigkeit schützen.

Ich habe versehentlich mehrfach die Taste gedrückt!?

Sollte nicht passieren, eine Überdosierung ist aber nicht möglich. Auch durch mehrfaches Drücken wird kein weiteres Pulver zum Inhalieren bereitgestellt.

Wie benutze ich den Autohaler®?

– 1. Nehmen Sie die Schutzkappe über dem Mundstück von hinten nach vorne ab, indem Sie den kleinen Vorsprung der Schutzkappe an der Rückseite des Autohaler® nach unten drücken.
– 2. Halten Sie den Autohaler® senkrecht mit dem Mundstück nach unten und drücken Sie den Hebel am oberen Ende des Autohalers® nach oben, bis er einrastet. Sie müssen dabei beachten, dass die Lufteinlassöffnung am unteren Teil nicht durch Ihre Hand blockiert wird.
– 3. Atem Sie tief aus.
– 4. Nehmen Sie das Mundstück in den Mund und umschließen Sie es mit den Lippen. Danach atmen Sie kräftig durch das Mundstück ein. Beim Einatmen wird automatisch ein Sprühstoß mit dem Arzneimittel freigesetzt.
– 5. Halten Sie den Atem solange wie möglich an (etwa 10 Sekunden), bevor Sie langsam ausatmen. Dann normal weiteratmen.
– 6. Nach Entnahme eines Sprühstoßes drücken Sie den grauen Hebel wieder in die Ausgangsposition zurück.
– 7. Setzen Sie die Schutzkappe wieder auf.

Eventuell die zweite Inhalation in derselben Weise durchführen.

Wie oft soll ich den Autohaler® reinigen?

Wöchentlich.

Wie reinige ich den Autohaler®?

Mit einem trockenen Tuch. Sie dürfen das Tuch nicht in den Autohaler® stecken. Der Autohaler® darf nicht auseinandergenommen und nicht in Wasser gespült werden.

Was muss ich bei der Aufbewahrung beachten?

Nicht über 25 °C lagern, vor Hitze, direkter Sonneneinstrahlung und Frost schützen.

Ich habe den Autohaler® länger nicht benutzt!?

Vor dem ersten Gebrauch und wenn der Autohaler® 2 Wochen und länger nicht benutzt wurde, sollen zunächst 2 Sprühstöße in die Luft abgegeben werden.

Gibt es auch ein Zählwerk für den Autohaler®?

Gibt es, sprechen Sie Ihren Arzt an. Das Zählwerk wird aufgesetzt.

Wie funktioniert das Zählwerk?

- 1. Auf der Innenseite des Zählwerks befindet sich ein kleiner, hervorstehender Schutzstreifen für die Batterie. Um das Zählwerk in Betrieb zu nehmen, ziehen Sie diesen Streifen ab.
- 2. Sehen Sie auf der Packungsoberseite Ihres Autohalers® nach, ob dieser 100 oder 200 Einzeldosen enthält. Kleben Sie den passenden Aufkleber wie abgebildet auf Ihr Zählwerk. So haben Sie immer vor Augen, wann Ihr Autohaler® zu Ende geht.
- 3. Stellen Sie den Hebel des Autohalers® nach oben und setzen Sie das Zählwerk auf, bis der rote Rand vollständig vom Zählwerk bedeckt ist.

– 4. Drücken Sie den Hebel nach unten und stellen Sie das Zählwerk auf "0". Dazu müssen Sie mit einem spitzen Gegenstand (zum Beispiel mit einer aufgebogenen Büroklammer) in das kleine Loch rechts neben der Anzeige des Zählwerks stechen.
– 5. Ab jetzt zählt das Zählwerk jedes Drücken des Hebels nach oben. Beachten Sie, dass Sie nach dem Umlegen des Hebels auch wirklich jedes Mal inhalieren. Wird der Hebel nur hoch- und wieder heruntergeklappt, ohne dass eine Einzeldosis entnommen wird, zählt das Zählwerk trotzdem mit. Dann zeigt es nicht mehr die korrekte Anzahl der bereits entnommenen Hübe an.
– 6. Wenn die Anzeige 100 bzw. 200 anzeigt, ist das Gerät fast leer.

Kann ich das Zählwerk auf einen neuen Autohaler® aufsetzen?

Dies ist möglich, wiederholen Sie dann ab Schritt 2 wie oben angegeben.

Wie lange hält die Batterie?

Etwa 15 Monate, dann wird die Digitalanzeige schwächer und Sie benötigen ein neues Zählwerk. Schließlich erlischt die Digitalanzeige ganz.

Ich bin unsicher über die korrekte Anzahl der entnommenen Hübe!?

Verwenden Sie den Autohaler® weiter ohne Zählwerk, bis er leer ist.

Wie merke ich, dass der Autohaler® leer ist?

Sie merken das daran, dass bei der Inhalation kein ausgetretenes Treibgas mehr zu spüren ist. Im Zweifel können Sie dies überprüfen, indem Sie mithilfe des Dosisfreigabeschiebers an der Unterseite des Autohalers® in die Luft sprühen.

Wie benutze ich den Aerolizer®?

– 1. Die Inhalationskapsel erst unmittelbar vor der Anwendung aus der Packung entnehmen.
– 2. Die Kappe des Inhalators abziehen.
– 3. Den unteren Teil des Inhalators festhalten und das Mundstück in Pfeilrichtung drehen.
– 4. Die Inhalationskapsel mit trockenen Händen in die dafür vorgesehene Mulde im unteren Teil des Inhalators einlegen.
– 5. Das Mundstück in die Ausgangsposition zurückdrehen. Der Inhalator ist geschlossen.
– 6. Den Inhalator mit dem Mundstück nach oben aufrecht halten. Die beiden blauen Knöpfe bis zum Anschlag eindrücken und danach wieder loslassen. Beim Eindrücken der Knöpfe wird die Kapsel durchstoßen und kann dabei zersplittern. Kleine Gelatinestücke können bei der nachfolgenden Inhalation in den Mund- und Rachenraum gelangen. Die Gelatinestücke sind harmlos und werden nach dem Verschlucken verdaut. Das Risiko, dass die Kapsel zersplittert, kann reduziert werden, wenn die Kapsel erst unmittelbar vor der Anwendung aus der Packung entnommen und nach dem Einlegen nur einmal durchstochen wird.
– 7. Sollten die Bedienungsknöpfe klemmen, können sie durch ein kurzes Ziehen in die Ausgangsposition zurückgebracht werden.
– 8. Vollständig ausatmen.

– 9. Das Mundstück in den Mund nehmen und fest mit den Lippen umschließen.
– 10. Den Kopf leicht zurückbeugen, langsam, kräftig und so tief wie möglich einatmen. Beim Einatmen sollten Sie ein schwirrendes Geräusch hören, das durch die Rotation der Kapsel entsteht. Sollte das Geräusch fehlen, steckt die Kapsel wahrscheinlich fest. Öffnen Sie den Inhalator wie unter Schritt 3 beschrieben und lösen Sie die Kapsel aus der Öffnung heraus. Versuchen Sie nicht, die Kapsel durch mehrfaches Betätigen der Knöpfe zu lösen.
– 11. Wenn Sie das schwirrende Geräusch gehört haben, den Inhalator absetzen und den Atem möglichst 10 Sekunden anhalten. Anschließend durch die Nase ausatmen. Nicht in das Gerät ausatmen.
– 12. Öffnen Sie den Inhalator und prüfen sie, ob die gesamte Pulvermenge inhaliert wurde. Sollte etwas Pulver übrig sein, wiederholen Sie ab Schritt 8.
– 13. Nach Gebrauch den Aerolizer® öffnen, die leere Kapsel entfernen, das Mundstück schließen und die Kappe auf das Gerät setzen.

Kann ich nach Ende der Packung den alten Aerolizer® weiter verwenden?

Nein, sie sollten den neuen mitgelieferten Aerolizer® benutzen.

Wie soll ich den Aerolizer® reinigen?

Um Pulverreste zu entfernen, mit einem trockenen Tuch oder mit dem der Packung beigelegten Pinsel das Mundstück und die Kapselöffnung reinigen.

Was muss ich bei der Aufbewahrung beachten?

Vor Feuchtigkeit schützen.

Wie benutze ich den Cyclohaler®?

– 1. Entfernen Sie die Schutzkappe.
– 2. Halten Sie den Cyclohaler® mit Daumen und Zeigefinger zwischen den beiden Druckknöpfen. Öffnen Sie ihn durch Drehung des Mundstücks in Richtung des aufgeprägten Pfeiles.
– 3. Nehmen Sie eine Kapsel unmittelbar vor Gebrauch aus dem Streifen heraus. Ritzen Sie dazu vorsichtig mit dem Daumennagel die Alufolie ein und entnehmen Sie die Kapsel, ohne großen Druck auszuüben. Die Kapseln bestehen aus Gelatine.
– 4. Legen Sie die Kapsel in die Kapselaussparung.
– 5. Überprüfen Sie, ob die Kapsel richtig in der Kapselaussparung liegt.
– 6. Schließen Sie den Cyclohaler® durch Zurückdrehen des Mundstücks in die Ausgangsstellung, bis es einrastet.
– 7. Halten Sie den Cyclohaler® senkrecht (das Mundrohr zeigt nach oben). Nehmen Sie die Druckknöpfe zwischen Daumen und Zeigefinger. Drücken Sie einmalig die beiden Knöpfe gleichzeitig kurz und fest ein. Die Kapsel wird dadurch gleichmäßig geöffnet.
– 8. Atmen Sie so tief wie möglich aus (nicht durch den Cyclohaler®). Neigen Sie zum Inhalieren den Kopf leicht nach hinten, blicken Sie nach oben.
– 9. Führen Sie das gesamte Mundstück in den Mund ein (das Ende liegt auf der Zunge) und umschließen Sie mit den Lippen fest den Ansatz.
– 10. Atmen Sie so kräftig und so tief wie möglich durch das Mundstück ein. Bei ordnungsgemäßer Funktion ist durch die Drehung der Kapsel in der Drehkammer ein

ratterndes Geräusch zu hören. Die Drehung dient der vollständigen und gleichmäßigen Verteilung des Pulvers. Wenn Ihre Atemkraft nicht ausreicht, die Kapsel in Drehung zu versetzen (erkennbar am Fehlen des ratternden Geräusches), dann ist die Dosis nicht in die Bronchien gelangt.

- 11. Nehmen Sie den Cyclohaler® aus dem Mund. Halten Sie den Atem 5 – 10 Sekunden an und atmen Sie möglichst durch die Nase aus.
- 12. Öffnen Sie den Cyclohaler® und entfernen Sie die leere Kapsel, überprüfen Sie, ob diese wirklich leer ist. Sollte sich noch Pulver in der Kapsel befinden, verwenden Sie eine neue.

Was muss ich bei der Aufbewahrung beachten?

Vor Feuchtigkeit schützen, die Blisterpackung in der Faltschachtel aufbewahren, um den Inhalt vor Licht zu schützen.

Wie soll ich den Cyclohaler® reinigen?

- 1. Öffnen Sie den Cyclohaler®, indem Sie das Mundstück so weit wie möglich in die Pfeilrichtung drehen.
- 2. Entfernen Sie das Mundstück von dem Inhalatorgehäuse.
- 3. Reinigen Sie das Mundstück durch Ausspülen mit warmem Wasser. Vor Gebrauch sollte das Mundstück vollkommen trocken sein.
- 4. Reinigen Sie das Inhalatorgehäuse mithilfe des Reinigungspinsels. Drücken Sie dabei die Druckknöpfe mehrmals ein, damit auch die Perforationsnadeln gereinigt werden können. Verwenden Sie zur Reinigung der Perforationsnadeln kein Wasser.

– 5. Setzen Sie den Cyclohaler® wieder zusammen und setzen Sie die Schutzkappe zurück.

Wie oft soll ich den Cyclohaler® reinigen?

Nach jedem Inhalationsvorgang.

Wann soll ich einen neuen Cyclohaler® verwenden?

Spätestens nach dem Verbrauch von 200 Kapseln oder wenn die Kapsel nach der Inhalation nicht völlig entleert worden ist.

Der Cyclohaler® und der Aerolizer® sind ja ähnlich, kann ich die austauschen?

Die Inhalatoren sollten untereinander nicht ausgetauscht werden.

Ich habe einen Inhalator mit Zählwerk; das zeigt "0" an, es kommt aber immer noch Pulver aus dem Gerät!?

"0" bedeutet, dass der Inhalator leer an Medikation ist; das Pulver, das noch kommt, ist die Trägersubstanz, die keine Wirkung besitzt. Sie müssen sich umgehend ein neues Rezept besorgen!

Wie benutze ich den Respimat® Soft Inhaler?

Vorbereitung vor der ersten Inhalation:

- 1. Das Gehäuse öffnen: Drücken Sie bei geschlossener Schutzkappe fest auf den Sicherheitsknopf. Ziehen Sie das transparente Gehäuseunterteil ab.
- 2. Die Kartusche einlegen: Schieben Sie das schmale Ende der Kartusche in den Inhalator. Drücken Sie dann den Kartuschenboden auf eine feste Oberfläche, bis die Kartusche einrastet. Die Kartusche darf anschließend nicht wieder entfernt werden.
- 3. Das Gehäuse schließen: Stecken Sie das Gehäuseunterteil wieder auf. Bitte beachten Sie, dass die Aussparung am Gehäuseunterteil eine Linie mit dem Sicherheitsknopf bildet. Entfernen Sie anschließend das Gehäuseunterteil nicht mehr.

Vor der ersten Inhalation:

- 1. Spannen (halbe Drehung): Halten Sie den Respimat® mit geschlossener Schutzkappe senkrecht. Drehen Sie das transparente Gehäuseunterteil in Pfeilrichtung, bis es einrastet.
- 2. Öffnen: Öffnen Sie die Schutzkappe und klappen Sie sie bis zum Anschlag nach hinten.
- 3. Auslösen: Halten Sie den Respimat® in Richtung Boden und drücken Sie den Auslöser. Danach die Schutzkappe wieder schließen. Wiederholen Sie die Schritte 1 – 3, bis eine sichtbare Sprühwolke austritt. Wiederholen Sie dann die Schritte 1 – 3 noch weitere 3-mal.

Die Inhalation:

- 1. Spannen und Öffnen: Halten Sie den Respimat® mit geschlossener Schutzkappe senkrecht, damit ein vorzeitiges Auslösen vermieden wird. Das durchsichtige Gehäuseunterteil in Pfeilrichtung drehen, bis es einrastet (eine halbe Umdrehung). Dann die Schutzkappe bis zum Anschlag öffnen.
- 2. Inhalieren: Atmen Sie vor dem Inhalieren tief aus und umschließen Sie das Mundstück mit den Lippen. Atmen Sie nun langsam und tief durch den Mund ein, drücken

Sie gleichzeitig den Auslöser und atmen Sie weiterhin langsam ein. Halten Sie dann den Atem so lange es möglich ist an, am bestens 10 Sekunden. Atmen Sie nun langsam aus.

- 3. Schutzkappe schließen: Klappen Sie die Schutzkappe nach vorne, bis sie einrastet.
- 4. Bewahren Sie den Respimat® bis zum nächsten Gebrauch außerhalb der Reichweite von Kindern auf und schützen Sie ihn vor Frost.
- 5. Das Zählwerk: Der Respimat® enthält 120 Hübe. Wenn sich der Anzeiger im roten Bereich der Skala befindet, sind noch etwa 30 Hübe vorhanden. Wenn alle 120 Hübe aufgebraucht sind, ist der Respimat® automatisch gesperrt und es kann nicht mehr inhaliert werden.

Was ist, wenn sich der Auslöser nicht drücken lässt?

Das Gerät wurde noch nicht gespannt oder die angegebene Anzahl von Hüben wurde bereits abgegeben. Das Zählwerk zeigt dann “0” an.

Ich sehe bereits beim Spannen einen Sprühnebel!?

Die Schutzkappe ist nicht geschlossen oder der Respimat® ist nicht vollständig gespannt. Schließen Sie die Schutzkappe und spannen Sie das Gerät vollständig bis zum Einrasten.

Ist der Respimat® bei Verfärbungen an der Düse noch einsetzbar?

Ja, aber Sie können Verfärbungen vorbeugen, indem Sie das Gerät mindestens einmal wöchentlich mit einem feuchten Tuch reinigen.

Woran erkenne ich, ob der Respimat® gespannt ist?

Nach dem Spannen ist im Gehäuseunterteil etwa 1 cm der Kartusche sichtbar und der Auslöser tritt hervor.

Darf ich den Respimat® erst unmittelbar vor der ersten Inhalation spannen?

Ja, dadurch vermeiden Sie versehentliches Auslösen.

Ich kann das Gerät nicht spannen. Warum?

Entweder ist das Gerät bereits gespannt oder es ist gesperrt, weil die angegebene Anzahl von Hüben bereits verbraucht wurde.

Enthält der Respimat® ein Treibgas?

Nein, die relativ sanfte und länger anhaltende Sprühwolke wird durch Spannen einer mechanischen Feder erzeugt.

Was sollte ich beachten, wenn ich den Respimat® einige Zeit nicht benutzt habe?

Wenn Sie das Gerät mehr als 7 Tage nicht benutzt haben, geben Sie einen Hub in Richtung Boden ab, um das Dosiersystem neu zu füllen.

Haben Sie das Gerät mehr als 21 Tage nicht benutzt, führen Sie die 3 Schritte wie o.a. "Vor der ersten Inhalation:" erneut aus, bis eine sichtbare Sprühwolke austritt. Wiederholen Sie die 3 Schritte weitere 3-mal.

Wie benutze ich den Easyhaler®?

Einsetzen des Easyhaler® in die Schutzbox:

- 1. Entnehmen Sie den Easyhaler® aus der Folienverpackung.
- 2. Öffnen Sie die Schutzbox.
- 3. Stecken Sie den Easyhaler® in die Schutzbox. Die Schutzkappe auf dem Mundstück des Easyhaler® blockiert diesen und verhindert eine versehentliche Betätigung des Easyhaler® beim Einsetzen in die Schutzbox.
- 4. Verschließen Sie die Schutzbox bis zum Anschlag.
- 5. Vermeiden Sie Beschädigungen des aufklappbaren und wieder verschließbaren Etiketts an der Rückseite. Achten Sie darauf, dass das Etikett beim Einsetzen des Easyhaler® in die Schutzbox verschlossen ist.

Die Inhalation:

- 1. Öffnen Sie die Schutzbox.
- 2. Entfernen Sie die Schutzkappe vom Mundstück.
- 3. Halten Sie den Easyhaler® senkrecht und schütteln Sie ihn kräftig.
- 4. Drücken Sie den Easyhaler® zwischen Daumen und Zeigefinger einmal herunter, bis Sie ein Klickgeräusch hören.

– 5. Lassen sie den Easyhaler® in seine Ausgangsposition zurückgleiten. Halten Sie ihn dabei weiter senkrecht.
– 6. Atmen Sie normal aus.
– 7. Nehmen Sie das Mundstück in den Mund. Atmen Sie nie in den Easyhaler® hinein.
– 8. Atmen Sie tief und kräftig ein.
– 9. Nehmen Sie das Mundstück aus dem Mund und halten Sie 5 – 10 Sekunden den Atem an.
– 10. Setzen Sie die Schutzkappe wieder auf das Mundstück. Dadurch erfolgt eine Blockade, das heißt, auch bei versehentlicher Betätigung wird keine Dosis freigesetzt.
– 11. Schließen Sie die Schutzbox.

Eventuell die zweite Inhalation in derselben Weise durchführen.

Wie funktioniert das Zählwerk?

Der Easyhaler® hat ein Zählwerk, das die Anzahl der verbleibenden Dosen anzeigt. Nach jeder 5. Anwendung bewegt sich das Zählwerk weiter. Erscheint eine rote Markierung im Sichtfenster, stehen noch 20 Einzeldosen zur Verfügung.
Zeigt das Zählwerk “0” an, ist der Easyhaler® leer.

Ich habe versehentlich den Easyhaler® ausgelöst!?

Entfernen Sie die Dosis durch Ausklopfen auf einer festen Unterlage aus dem Mundstück. Sie können dann wie immer inhalieren.

Wie reinige ich den Easyhaler®?

Verwenden Sie niemals Wasser. Reinigen Sie das Mundstück mit einem trockenen Tuch.

Wo bewahre ich den Easyhaler® auf?

An einem trockenen Ort und bei Raumtemperatur und vor Licht geschüzt.

Das Zählwerk zeigt “0" an, es kommt aber doch noch Pulver!?

Die dann noch vorhandenen Pulverrestmengen sind produktionstechnisch bedingt, die korrekte Dosierung ist aber nicht mehr gewährleistet.

Kann ich bei einem neuen Easyhaler® die alte Schutzbox benutzen?

Ja.

Wie benutze ich den Easi-Breathe®?

Vorbereitungstest vor der ersten Inhalation:

– 1. Schrauben Sie den oberen Teil der Kunststoffhülle ab, bis Sie den Aluminiumbehälter sehen.
– 2. Öffnen Sie die Schutzkappe und setzen Sie eine Einzeldosis frei, indem Sie mit Zeigefinger oder Daumen auf den Aluminiumbehälter drücken.
– 3. Schließen Sie die Schutzkappe wieder und schrauben Sie den oberen Teil der Kunststoffhülle wieder zu.

Die Inhalation:
- 4. Halten Sie den Easi-Breathe® stets senkrecht, unabhängig von der Körperposition, in der inhaliert wird.
- 5. Inhalieren Sie im Sitzen oder Stehen.
- 6. Die Schutzkappe nach unten klappen.
- 7. So tief wie möglich ausatmen und das Mundstück mit den Lippen fest umschließen. Stellen Sie dabei sicher, dass die Luftlöcher nicht abgedeckt sind.
- 8. Atmen Sie tief und kräftig ein. Hören Sie nicht auf einzuatmen, wenn der Sprühstoß ausgelöst wird, sondern setzen Sie den Atemzug fort.
- 9. Mundstück absetzen, Atem ca. 10 Sekunden anhalten und langsam durch die Nase ausatmen.
- 10. Nach Gebrauch das Mundstück mit der Schutzkappe verschließen.

Eventuell die zweite Inhalation in derselben Weise durchführen.

Was mache ich, wenn der Easi-Breathe® nicht funktioniert?

Schrauben Sie den oberen Teil der Kunststoffhülle ab und drücken Sie auf den Aluminiumbehälter, um so von Hand einen Sprühstoß auszulösen.

Wie soll ich den Easi-Breathe® reinigen?

Das Mundstück sollte mindestens 3 bis 4-mal wöchentlich mit warmem Wasser gereinigt und anschließend getrocknet werden. Hierfür wird das Druckbehältnis zuvor herausgenommen. Beim erneuten Zusammensetzen ist darauf zu achten, dass nicht versehentlich ein Sprühstoß ausgelöst wird. Deshalb sollte der Aluminiumbehälter zunächst ohne Druck aufgesetzt und anschließend mit sanftem Druck bis zum ersten spürbaren Widerstand nach unten gedrückt werden.

Wie entsorge ich den Easi-Breathe® sachgerecht?

- Trennen Sie den leeren Aluminiumbehälter vom Kunststoffteil.
- Den leeren Aluminiumbehälter bringen Sie zur umweltgerechten Entsorgung der Substanzreste und des Treibmittels sowie zur Rohstoffrückgewinnung in die Apotheke.
- Das Kunststoffteil, die Gebrauchsinformation und die Faltschachtel können Sie über die bestehenden Entsorgungssysteme entsorgen.

Wie benutze ich den ClickHaler®?

- 1. Die Anwendung sollte möglichst im Sitzen oder Stehen erfolgen.
- 2. Schutzkappe auf dem Mundstück entfernen.
- 3. ClickHaler® gut schütteln.
- 4. ClickHaler® aufrecht zwischen dem Daumen und zwei Fingern halten, Finger auf dem Auslöserknopf, Daumen unter dem ClickHaler®. Auslöserknopf einmal kräftig herunterdrücken. ClickHaler® weiter aufrecht halten.
- 5. Tief ausatmen, dabei darauf achten, dass nicht in das Mundstück geblasen wird.
- 6. Mundstück eng anliegend zwischen die Lippen nehmen und tief einatmen. Das Arzneimittel wird durch den Atemstrom in die Lunge gesogen.
- 7. Atem mindestens 5 Sekunden anhalten, währenddessen Mundstück zwischen den Lippen hervorziehen.
- 8. Schutzkappe aufsetzen.

Eventuell die zweite Inhalation in derselben Weise durchführen.

Wie funktioniert das Zählwerk?

Auf der Rückseite des ClickHaler® ist ein Zählwerk, das die entnommenen Dosen zählt. Wenn der ClickHaler® nur noch 10 Dosen enthält, erscheinen rote Streifen im linken Feld des Zählwerks. Danach werden die letzten 10 Dosen gezählt. Nach Entnahme der letzten Dosis rastet der Auslöserknopf in gedrückter Position ein.

Wie pflege ich den ClickHaler®?

Der ClickHaler® darf nicht mit Wasser in Berührung kommen, da dies die Funktion beeinträchtigen würde. Zur Pflege muss die Schutzkappe entfernt werden, durch Drücken des Mundstücks kann dieses entfernt werden. Der ClickHaler® und das Mundstück können dann mit einem trockenen Tuch abgerieben werden. Anschließend wieder das Mundstück und die Schutzkappe aufsetzen.

Wie benutze ich den HandiHaler®?

- 1. Öffnen: Klappen Sie die Schutzkappe und das Mundstück nacheinander aus.
- 2. Einlegen der Kapsel: Entnehmen Sie dem Blister, das heißt dem Kapselbehältnis, eine Kapsel und legen Sie diese in die Kammer ein. Es ist unerheblich, welches Ende der Kapsel nach oben oder unten zeigt.
- 3. Klappen Sie das Mundstück fest zu, bis Sie einen Klick hören. Lassen Sie dabei die Schutzkappe aufgeklappt.
- 4. Halten Sie den HandiHaler® mit dem Mundstück nach oben. Drücken sie den grünen Anstechknopf bis zum Anschlag ein und lassen ihn danach wieder los. Die Kapsel wird damit angestochen und der Wirkstoff ist für die Inhalation verfügbar.

– 5. Atmen Sie zunächst ohne Gerät tief aus. Wichtig: Atmen Sie nicht in das Gerät hinein.
– 6. Führen Sie anschließend den HandiHaler® an den Mund und umschließen Sie das Mundstück fest mit den Lippen. Halten Sie den Kopf aufrecht. Atmen Sie langsam und tief ein, aber stark genug, dass die Kapsel vibriert. Inhalieren Sie, bis Ihre Lungen gefüllt sind. Anschließend halten Sie Ihren Atem so lange wie möglich an, ohne dass es unangenehm wird. Setzen Sie dann den HandiHaler® wieder ab und atmen Sie normal weiter. Wiederholen Sie Schritt 5 und 6, um die Kapsel vollständig zu entleeren.
– 7. Zum Entfernen und Entsorgen der leeren Kapsel klappen Sie das Mundstück wieder auf und lassen die Kapsel aus dem HandiHaler® fallen.
– 8. Verschließen Sie Mundstück und Schutzkappe wieder.

Wie reinige ich den HandiHaler®?

Klappen Sie Schutzkappe und Mundstück nacheinander auf. Öffnen Sie das Geräteunterteil durch Hochheben des Anstechknopfes. Zur Entfernung von Pulverresten spülen Sie den kompletten HandiHaler® mit warmem Wasser. Trocknen Sie den HandiHaler® sorgfältig, indem Sie das restliche Wasser auf ein Papierhandtuch schütten. Lassen Sie ihn anschließend mit geöffneter Schutzkappe, Mundstück und Geräteunterteil an der Luft trocknen. Da der Trockenvorgang 24 Stunden dauert, reinigen Sie den HandiHaler® unmittelbar nach Gebrauch.

Die Außenseite des Mundstücks können sie nach Bedarf mit einem feuchten, jedoch nicht nassen Tuch reinigen.

Wie oft soll ich den HandiHaler® reinigen?

Einmal pro Monat.

Wie handhabe ich den Blister?

– 1. Trennen Sie die Blisterstreifen entlang der Perforation.
– 2. Öffnen Sie die Folie erst unmittelbar vor Gebrauch mithilfe der Lasche so weit, dass eine ganze Kapsel komplett sichtbar wird.
– 3. Entnehmen Sie die Kapsel.

Wie benutze ich den Pulmax®?

– 1. Inhalator aufrecht halten. Schutzkappe öffnen, indem die Kappe heruntergeklappt wird. Beim Öffnen der Schutzkappe ist ein Klickgeräusch hörbar. Nur wenn die Schutzkappe vollständig nach unten geklappt wurde, ist der Inhalator betriebsbereit.
– 2. Tief und langsam ausatmen. Dabei nicht in das Mundstück hineinatmen.
– 3. Das Mundstück mit den Lippen fest umschließen. Tief und kräftig durch den Mund einatmen. Eventuell bemerken Sie einen leichten Geschmack.
– 4. Das Mundstück aus dem Mund nehmen. Den Atem für 10 Sekunden oder solange wie möglich anhalten. Anschließend langsam ausatmen.
– 5. Schutzkappe wieder schließen. Sie vernehmen ein Klicken, wenn sie vollständig geschlossen ist.

Falls mehr als eine Dosis benötigt wird, soll nach einer Minute Wartezeit der Vorgang wiederholt werden.

Wie funktioniert das Zählwerk?

Wenn der Inhalator neu und unbenutzt ist, wird im Zählfenster “200” angezeigt. Der Zähler zeigt nur gerade Zahlen an und zählt abwärts bis ”0". Im Zählfenster ist abzulesen, wie viele Dosen übrig sind. Bei jeder Benutzung wird die Anzahl der angezeigten Dosen um eine verringert. Da der Zähler nur gerade Zahlen anzeigt, scheint es manchmal so, als ob der Pfeil nicht auf eine bestimmte Zahl zeigen würde.

Wenn weniger als 40 Dosen übrig sind, werden neben den Zahlen rote Markierungen sichtbar.

Wenn nur noch weniger als 24 Dosen übrig sind, erscheint jede zweite Zahl weiß auf einem roten Hintergrund.

Wenn der Zähler “0” anzeigt, ist der Inhalator leer.

Wie oft soll ich den Pulmax® reinigen?

Mindestens einmal pro Woche.

Wie reinige ich den Pulmax®?

Aufgrund der Bauweise ist es nicht möglich, ungewollt ausgelöste Dosierungen auszuklopfen. Daher wird der Inhalator am besten gereinigt, nachdem Sie inhaliert haben, aber bevor Sie die Schutzkappe wieder schließen.

Das Mundstück sollte mit einem sauberen, trockenen Tuch abgewischt und danach die Schutzkappe geschlossen werden.

Die Inhaltsstoffe sind sehr feuchtigkeitsempfindlich, die Verwendung eines feuchten Tuches, von Flüssigkeiten oder das Eintauchen des Inhalators sind daher verboten.

Was muss ich bei der Aufbewahrung beachten?

Immer mit geschlossener Schutzkappe aufbewahren, vor Feuchtigkeit schützen, nicht kühlen und gefrieren, nicht über 30 °C lagern.

Was sind Inhalationshilfen oder sogenannte “Spacer”?

In Deutschland wird der Begriff “Spacer” für verschiedene Hohlraumsysteme verwendet, das heißt für Plastikkammern unterschiedlicher Form und Größe, die als Inhalationshilfe dienen.

Spacer sind aufgrund der oben aufgeführten Inhalationsgeräte heutzutage nur noch selten notwendig,

Vorteile ergeben sich dauerhaft normalerweise nicht. Hilfreich können Spacer sein, wenn keine sonstige Inhalationstechnik wirksam ist oder erlernt werden konnte.

Wie benutze ich den Spacer?

– 1. Das Dosieraerosol schütteln.
– 2. Das Dosieraerosol in die vorgesehene Öffnung stecken.
– 3. Tief und ruhig ausatmen.
– 4. Das entgegengesetzte Mundstück mit dem Mund fest umschließen.
– 5. Einen Sprühstoß auslösen.
– 6. Langsam und tief einmal oder mehrmals einatmen.

Warum sind Spacer unterschiedlich groß?

Die kleinen Spacer dienen als Distanzhalter, um bei Treibgasaerosolen den Aufprall an der Rachenwand zu reduzieren.

Die großen Spacer führen zu geringeren Verlusten und erleichtern den Inhalationsvorgang. Eine direkte Koordination entfällt, es sollte jedoch nur ein Sprühstoß in das System gegeben werden. Unmittelbar danach sollte möglichst langsam inhaliert werden.

Was bewirken Spacer im Mund und Rachen?

Durch Spacer wird die Ablagerung im Mund-Rachen-Bereich um das 7- bis 20-Fache reduziert, was bei Kortison besonders wichtig ist. Ein Mundpilz tritt daher deutlich weniger auf. Bei Kortison sollte bei Treibgasaerosolen immer ein Spacer eingesetzt werden.

Können am Anfang trotz korrekter Durchführung Probleme auftreten?

Anfangs kann es bei der Verwendung neuer Spacer durch die elektrostatischen Kräfte zu einem Wirkstoffverlust kommen. Dies kann durch Waschen des Spacers mit Detergenzien (zum Beispiel stark spülmittelhaltiges Wasser) und anschließender Trocknung an der Luft (ohne Klarspülung und ohne Trockentuch) reduziert werden.

Hilft mir ein "richtiges" Inhalationsgerät?

Mit dem "richtigen" Inhalationsgerät ist ein Verneblersystem gemeint. Im Allgemeinen hilft es nicht zusätzlich, Vorteile ergeben sich dauerhaft normalerweise nicht. Hilfreich können Vernebler sein, wenn keine sonstige Inhalationstechnik wirksam ist oder erlernt werden konnte. Nachteilig sind der zeitliche und technisch höhere Aufwand, die Wartung und die Desinfektion des Gerätes.

Infektionen der Atemwege

Bin ich mit einer COPD anfälliger für Infekte?

Leider ja; anfälliger sind vor allem Kinder, Erwachsene über 65 Jahre, Patienten mit chronischen Krankheiten wie etwa mit Asthma, chronischer Bronchitis, Emphysem, Herz-Kreislauf-Erkrankungen und Diabetes. Auch anfälliger sind Raucher und Personen aus Berufsgruppen mit häufigem Publikumsverkehr.

Welche Möglichkeiten gibt es, um das Erkrankungsrisiko zu senken, wie kann ich mich schützen?

Da es sich meistens um Tröpfcheninfektionen handelt, sollten große oder dicht gedrängte Menschenansammlungen vermieden werden, auch der Kontakt mit Erkrankten. Dies ist jedoch leider kaum umzusetzen. Die Kleidung sollte sowohl im Freien als auch in Räumen angemessen sein. Eine zu große Trockenheit in Innenräumen sollte vermieden werden, ebenso Stress und übermäßiger Alkoholkonsum, auf ausreichenden Schlaf ist zu achten.

Wichtig ist selbstverständlich, mit dem Rauchen aufzuhören!

Wann treten Infekte bevorzugt auf?

Im Winter, der Häufigkeitsgipfel liegt in den ersten 2 – 3 Monaten eines Jahres. In dieser Zeit sind Krankenhauseinweisungen wegen einer akuten Verschlechterung bis zu 6 mal häufiger als in den Sommermonaten.

Von welchen natürlichen Maßnahmen zur Stärkung der körpereigenen Abwehrkräfte sind positive Effekte nachgewiesen?

– Von einer ausgewogenen, vitaminreichen Ernährung mit Vitamin B, C und E. Dies begründet den Spruch: "Two apples a day keep the doctor away". Übersetzt bedeutet dies: "Zwei Äpfel am Tag ersetzen den Doktor!"
– Abhärtungsmaßnahmen wie regelmäßiger Ausdauersport, zeitlich mindestens 10 Minuten am Tag, regelmäßige Saunagänge, regelmäßige Kneipp-Anwendungen.

Welche Impfungen sind sinnvoll?

Medizinisch klar indiziert ist für Patienten aus Risikogruppen wie den oben beschriebenen sowie für Erwachsene über 60 Jahre die jährliche Grippeimpfung sowie alle 6 Jahre die Impfung gegen Pneumokokken.

Was sind Pneumokokken?

Pneumokokken sind Bakterien, die in Deutschland die meisten bakteriellen Infekte wie Bronchitis oder sogar Lungenentzündungen verursachen.

Ist die Impfung gefährlich?

Eindeutig nein; beide genannten Impfungen sind fast immer sehr gut verträglich. Beide Impfungen können an einem Tag gleichzeitig durchgeführt werden.

Wann soll ich mich impfen lassen?

Der beste Zeitpunkt für die Grippeimpfung ist im September oder Oktober, bevor eine Grippeepidemie ausbricht. Gegen Pneumokokken ist die Impfung jederzeit möglich.

Was gibt es noch für Medikamente?

Auch durchaus geeignet, aber weniger effizient als die Impfungen, sind Zusammensetzungen aus Bakterien im Sinne einer Impfung durch den Mund. Dabei wird über einen bestimmten Zeitraum ein Extrakt eingenommen, meist über 4 Wochen. Ein positiver Effekt kann in den folgenden Wochen und Monaten beurteilt werden.

Ich habe gehört, dass Rotwein vor Infekten schützen soll!?

Tatsächlich gibt es Untersuchungen, die einen positiven Effekt nachgewiesen haben. Dies sollte jedoch, auch wenn viele dies bedauern werden, sehr zurückhaltend gesehen werden. Bitte fangen Sie nicht an, 14 oder mehr Gläser Rotwein pro Woche zu trinken, damit Sie gegen eine Erkältung geschützt sind! Bier und Schnäpse sind in jedem Fall nutzlos.

Helfen naturmedizinische Medikamente?

Im naturmedizinischen Bereich werden vor allem Echinacea-Präparate angewendet, am besten in Form einer 2- bis 3-wöchigen Intervalltherapie.

Was kann bei einer eingetretenen Erkältung getan werden?

- Inhalationen mit Kochsalz (auch leicht selbst herzustellen) können die Symptome lindern und den Heilungsverlauf verbessern.
- Wichtig sind die körperliche Schonung und die ausreichende Flüssigkeitszufuhr, letztere in der Größenordnung von 2 – 3 Litern am Tag!
- Tatsächlich gesichert ist die positive Wirkung von Hühnersuppe!
- Zink in Tablettenform kann die Symptome eventuell lindern und die Krankheitsdauer verkürzen, wobei die wissenschaftlichen Daten gering sind.

Was ist bei einem Infekt mit einer Verschlechterung der COPD medikamentös zu tun?

- Akute Verschlechterungen bedürfen einer zusätzlichen Therapie oder einer Verstärkung der bisherigen medikamentösen Therapie.
- Medikamente der Wahl sind für jeden Patienten zu ermitteln und sollten bereitgehalten werden.
- Ein entsprechender Notfallplan sollte vorliegen.
- Ein Antibiotikum kann notwendig sein.

Ich will bei einer Verschlechterung auf keinen Fall ins Krankenhaus!?

Falls möglich, sollte eine Einweisung auch vermieden werden, dies funktioniert auch meistens. Eine Vielzahl der stationären Einweisungen wie früher ist heutzutage nicht mehr notwendig.

Eine Einweisung ist aber bei dem Vorliegen von schweren Symptomen sinnvoll und sollte dann auch akzeptiert werden – auch wenn es verständlicherweise schwer fällt; wer geht schon gerne ins Krankenhaus!

Die Ärzte im Krankenhaus machen doch auch nichts anderes als Sie!?

Das bekomme ich leider, leider, leider, immer wieder zu hören – und das stimmt im Prinzip auch noch!

Aber: Unter stationären Bedingungen ist mindestens eine engmaschigere Überwachung gegeben – zu Ihrer Sicherheit!

Was ist nach der Entlassung zu tun?

Sie sollten umgehend mit den Entlassungspapieren, meistens ein ärztlicher Kurzbrief, zum einweisenden Arzt gehen, damit die Behandlung vernünftig ambulant weitergeführt werden kann und Sie nicht wieder sofort im Krankenhaus landen.

Die Therapie und die nächsten Kontrollen werden dann festgelegt.

Raucherentwöhnung

Wie hoch sind meine Chancen, mit dem Rauchen aufzuhören?

Der amerikanische Schauspieler und Regisseur Clint Eastwood würde folgendes antworten: “Mit dem Rauchen Schluss zu machen, ist ein verdammt harter Job, Baby!”

Arnold Schwarzenegger, mittlerweile Gouverneur von Kalifornien, würde sagen: “.....” (also nichts), aber wenn Sie es geschafft haben: “Terminiert!”.

Das Wichtigste für Sie ist: Sie müssen es wollen!

Raucherentwöhnungsprogramme zeigen eine Rückfallhäufigkeit von mehr als 80% nach einem Jahr. Die Erfolgsquote lässt sich aber mithilfe von verhaltenstherapeutischen Programmen und mit Nikotin-Ersatzstoffen bis auf eine Erfolgsquote von 35% nach einem Jahr und von 22% nach 5 Jahren steigern.

Ich habe es schon einmal nicht geschafft, warum soll ich es wieder versuchen, ich schaffe es bestimmt wieder nicht!?

Trösten Sie sich, das ist statistisch völlig normal: Ein langzeitiger Verzicht wird in der Mehrzahl erst nach 3 – 4 Entwöhnungsversuchen erreicht.

Also: Stecken Sie die Fehlschläge weg – passiert den anderen auch!

Welcher Nikotin-Ersatz ist sinnvoll?

Nikotin-Ersatz verdoppelt die Erfolgschancen der Entwöhnung; alle in Deutschland verfügbaren Nikotin-Produkte (Kaugummi, Nasenspray, Pflaster) liefern in etwa dieselben Ergebnisse.

Handelsmarken sind: Nicorette®, Nicotinell® und NiQuitin®.

Für stark abhängige Raucher kann eine Kombination sinnvoll sein, zum Beispiel Pflaster als Dauermedikation und Nasenspray oder Kaugummi bei Bedarf.

Wie teuer ist das?

Die Kosten für die Therapie entsprechen etwa den Kosten der sonst in dieser Zeit gerauchten Zigaretten – das ist also finanziell sehr dankbar!

Was bewirken Nikotin-Therapeutika?

Sie sind keine Wundermittel und sie ersetzen nicht den eigenen Aufhörwillen. In der Entzugsphase vermindern Nikotin-Therapien das Verlangen nach Zigaretten und mögliche Entzugssymptome. Diese Medikamente geben Nikotin zwar langsamer und weniger befriedigend ab, dafür aber sicherer und weniger suchterzeugend als Zigaretten. Sie enthalten keinen Teer, kein Kohlenmonoxid und keine krebserregenden Substanzen. Sie mildern Entzugssymptome wie Verstimmung, Nervosität und Rauchverlangen, ohne diese allerdings ganz zu verhindern.

Nikotin-Ersatz kann eine eventuelle Gewichtszunahme verzögern.

Die besten Ergebnisse werden erzielt, wenn diese Entwöhnungshilfen in ausreichender Stärke und Zeitdauer eingesetzt werden. Wichtige weitere Hinweise sind im Beipackzettel enthalten.

Kann ich Nikotin-Ersatz ohne Gefahr einsetzen?

Er kann von allen Rauchern angewandt werden, wenn keine medizinischen Gegenanzeigen vorliegen. Diese sind: Kurz zurückliegender Herzinfarkt, Herzschmerzen, Herzrhythmusstörungen, akuter Schlaganfall. Bei Schwangerschaften und in der Jugend darf Nikotin-Ersatz nur nach Rücksprache mit dem Arzt angewandt werden.

Wie handhabe ich Nikotin-Pflaster?

Diese sind einfach zu handhaben, sie werden morgens auf die Körperoberfläche geklebt. In Abhängigkeit vom Produkt geben sie über einen Zeitraum von 16 – 24 Stunden Nikotin über die Haut ab. Pflaster sind in unterschiedlichen Stärken erhältlich. Raucher mit einer Tagesdosis von mehr als 10 Zigaretten sollten zunächst die höchste Dosis anwenden. Pflaster sind apothekenpflichtig und dort frei verkäuflich, also ohne Rezept zu erhalten. Bei der Verwendung der Pflaster kann es zu Hautreaktionen kommen.

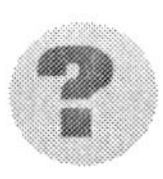

Was ist mit Nikotin-Kaugummi?

Kaugummi gibt es in zwei Stärken (2 mg und 4 mg) und unterschiedlichen Geschmacksrichtungen. Der Geschmack kann zunächst unangenehm sein, jedoch gewöhnen sich die Anwender innerhalb der ersten Woche daran. Da Nikotin über die Mundschleimhaut aufgenommen wird, sollte das Kaugummi ganz langsam und über einen Zeitraum von mindestens einer halben Stunde gekaut werden. Geschlucktes Nikotin ist verschwendetes Nikotin! Wenn das Kaugummi zu schnell gekaut wird, kann es zu Reizungen der Magenschleimhaut kommen. Stark abhängige Raucher sollten 4 mg benutzen, diese Stärke ist verschreibungspflichtig.

Und Nikotin-Nasenspray?

Das Spray besteht aus einem Fläschchen mit Nikotin-Lösung. Wenn die Spitze heruntergedrückt wird, liefert es eine Dosis Nikotin als Spray. Hierbei wird Nikotin schneller aufgenommen als bei den anderen Produkten, was für stärker abhängige Raucher günstig sein kann. Es ist nicht ganz einfach in der Anwendung, weil das Spray die Nase reizen kann. Wenn die anderen Produkte ohne Erfolg sind, kann das Nasenspray versucht werden. Das Nasenspray ist verschreibungspflichtig.

Gibt es auch eine nikotinfreie Therapie?

In Deutschland ist Zyban® zugelassen, das Medikament ist verschreibungspflichtig. Da weltweit unter der Anwendung schwere Nebenwirkungen bis hin zu Todesfällen aufgetreten sind, sollte dieses Medikament nur unter einer strikten Indikation und Abwägung eingesetzt werden.

Nach den aktuellen wissenschaftlichen Empfehlungen erscheint ein günstiges Verhältnis Schaden/Nutzen bei Einhaltung der Kontraindikationen gegeben.

Was ist Vareniclin (Champix®)?

Vareniclin ist seit dem 1. März 2007 in Deutschland zur Tabakentwöhnung zugelassen. Es enthält kein Nikotin, soll die Lust am Rauchen nehmen und die Entzugserscheinungen nach Rauchstopp mildern.

Wie wirkt es?

Nikotin führt durch Bindung an seinen Rezeptor zu einer erhöhten Dopamin-Ausschüttung, was Wohlgefühl auslöst. Vareniclin ist ein partieller Agonist, das heißt ein Gegenspieler, der an den gleichen Rezeptor bindet, jedoch eine weit geringere Ausschüttung von Dopamin bewirkt. Da der Rezeptor durch Vareniclin besetzt ist, kann Nikotin daran nicht mehr binden. Bei erneutem Rauchen wird kein weiteres Dopamin ausgeschüttet, das Wohlgefühl bleibt aus. Andererseits werden durch die geringere Dopamin-Ausschüttung die Entzugserscheinungen gemildert.

Wie hoch ist die Erfolgsquote?

Die Erfolgsquote mit Vareniclin beträgt nach 12 Monaten 23%.

Wie lange soll es eingenommen werden?

Vareniclin soll 12 – 24 Wochen eingenommen werden, die Dosierung erfolgt einschleichend. Die Kosten entsprechen pro Tag etwa einer Packung Zigaretten. Das Präparat ist verschreibungspflichtig und nicht erstattungsfähig.

Wie wird es dosiert?

Die Initialdosierung beträgt in den ersten 3 Tagen 1 × 0,5 mg, vom 4. – 7. Tag 2 × 0,5 mg, dann für den Rest der Therapiezeit 2 × 1 Tablette entsprechend 2 × 1 mg.

Was können für Nebenwirkungen auftreten?

An Nebenwirkungen können Übelkeit, Müdigkeit, ungewöhnliches Traumverhalten, Schlaflosigkeit und Kopfschmerzen auftreten.

Die Rate von Therapieabbrüchen ist mit Plazebo vergleichbar (10,5% bei Vareniclin gegen 7,3% bei Plazebo).

Ich habe aufgehört zu rauchen – dann ging es mir mit der Luftnot immer schlechter. Soll ich nicht wieder anfangen zu rauchen?

Auf gar keinen Fall! Es gibt aber tatsächlich (selten!) dieses Phänomen, das Luftnot stärker wird, wenn aufgehört wird zu rauchen. Die Anlage der COPD ist in diesen Fällen seit Jahren vorhanden, das Auftreten der Symptome ist in diesem Fall nicht direkt mit dem Rauchstopp erklärbar.

Was ist von der Bioresonanz-Methode in der Diagnostik und der Therapie zu halten?

Seriös leider nichts. Die Erfolgsquote liegt im sogenannten Plazebo-Bereich, das heißt Erfolg ohne Medikamente. Praktisch können Sie also auch würfeln.

Hilft Akupunktur?

Akupunktur wird schulmedizinisch in der Anwendung bei Lungenkrankheiten zwar nicht mehr ganz so negativ wie in den vergangenen Jahren, aber immer noch negativ beurteilt; eindeutige Kenntnisse zur COPD fehlen. Ein Versuch kann durchaus sinnvoll sein, wobei das fehlende Wissen über den Erfolg zu akzeptieren ist. Nach den vorliegenden Erfahrungen bietet die Akupunktur eine Erfolgsquote, die über den Plazebo-Effekt hinaus reicht.

Eine persönliche Anmerkung: Ich bin von der Methode "Akupunktur" überzeugt und setze sie gerne zusätzlich ein – mit ausgezeichneten und dokumentierten Erfolgen!

Hilft Homöopathie?

Die nahezu gleiche Einschätzung wie bei der Akupunktur liegt vor: Homöopathie wird schulmedizinisch in der Anwendung bei Lungenkrankheiten negativ beurteilt; nach den vorliegenden Kenntnissen bietet die Homöopathie jedoch eine Erfolgsquote, die über den Plazebo-Effekt hinaus reicht. Der Versuch kann durchaus sinnvoll sein.

Homöopathie ist ganz aktuell übrigens unter bestimmten Voraussetzungen – wie u.a. Qualifikation des Arztes – Leistung der gesetzlichen Krankenkassen geworden.

Hilft die Eigenblut-Therapie?

Die Eigenblut-Therapie ist ein unspezifisches Reizverfahren und durchaus schmerzhaft. Auch wenn im Einzelfall Erfolge bewirkt werden, fehlt der seriöse wissenschaftliche Wirkungsnachweis. Die Eigenblut-Therapie kann zumindest nicht so negativ wie zum Beispiel die Bioresonanz-Methode beurteilt werden.

Wird Alternativmedizin häufig eingesetzt?

Tatsächlich umfangreich, was angesichts des oft fehlenden seriösen wissenschaftlichen Beweises der Wirksamkeit erstaunlich ist.

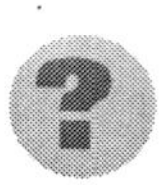

Hilft Echinacea?

Im naturmedizinischen Bereich werden häufig Echinacea-Präparate als Stimulierung des Immunsystems zum Schutz vor Infektionen angewendet, am besten in Form einer 2- bis 3-wöchigen Intervalltherapie. Auch dies ist schulmedizinisch umstritten, aber auch hier kann ein Versuch sinnvoll sein. Aber nicht unterschätzen: Nebenwirkungen sind wie bei "starken" Medikamenten möglich!

COPD und körperliches Training

Kann ich Sport treiben?

Falls möglich, sollte unbedingt körperliches Training betrieben werden. Langfristig ist Sport als natürliche Medizin anzusehen und mindestens genauso wichtig wie ein Medikament! Regelmäßiger Sport verringert die Zahl akuter Verschlechterungen und den Medikamentenbedarf.

Wenn immer möglich, versuchen Sie ein regelmäßiges körperliches Training durchzuführen, das heißt mindestens 3-mal pro Woche. Auch kleinere Belastungen, falls die Krankheit ausgeprägt ist, sind als Training anzusehen, teils reicht spazieren gehen aus.

Kann ich Sport auch bei Dyspnoe treiben?

Selbst bei einer schweren COPD ist es möglich, durch eine Trainingstherapie eine teils erhebliche Besserung zu erreichen. Bei fehlender körperlicher Betätigung sinkt die Leistungsgrenze immer weiter ab.

Welche Voraussetzungen sollten vor dem körperlichen Training vorliegen?

Bei akuten Erkrankungen ist Sport verboten!

Falls notwendig, kann vor der Belastung ein bronchialerweiterndes Medikament inhaliert werden. Für den Fall, dass unter der Belastung Beschwerden auftreten, sollte ein bronchialerweiterndes Medikament greifbar sein.

Die Lippenbremse sollte bekannt sein und eingesetzt werden, insbesondere bei Problemen: Die Einatmung erfolgt durch die Nase, die Ausatmung verlangsamt durch den etwas geöffneten Mund unter der Oberlippe durchströmend.

Welche Durchführung der körperlichen Betätigung ist vorher, während und nachher sinnvoll?

Wichtig ist ein langsames Aufwärmen vor der Belastung, zu Beginn möglichst im Intervall. Die Aufwärmphase ("warming-up") sollte mindestens 15 Minuten betragen.

Während der Belastung sollte die Belastungsgrenze vermieden werden. Eine Intervallform der Trainings gilt als optimal mit eingestreuten Pausen oder mit dem regelmäßigen Wechsel der Belastungsintensität.

Nach der Belastung ist ein ruhiges Auslaufen sinnvoll, die Belastung sollte nicht abrupt, sondern stufenweise beendet werden. Das Auslaufen kann mit atemerleichternden Körperstellungen oder mit dem Einsatz der Lippenbremse verbunden werden.

Was mache ich bei Problemen während dem Sport?

Pausieren, Lippenbremse, atemerleichternde Körperstellungen und eventuell ein bronchialerweiterndes Medikament inhalieren.

Welche Sportarten sind geeignet?

Günstig sind Ausdauersportarten wie Schwimmen, Rad fahren, Ergometerfahren, Gehen, Walking, Nordic-Walking, Joggen.

Welche Sportarten sind weniger geeignet?

Sportarten mit kurzen intensiven Belastungen wie Ballspiele, Tennis, Ski alpin und als Langlauf, Kraftsportarten.

Wann ist Sport verboten?

Während einer akuten Verschlechterung oder während einer akuten Infektion sollte kein Sport betrieben werden.

Wie kann ich Sport machen, wenn ich eine schwere COPD habe?

Sie sollten in einer geleiteten Lungensportgruppe trainieren.

Wo gibt es Lungensportgruppen?

Sie erhalten Adressen unter anderem unter den Gruppen und Organisationen, die im Anhang aufgelistet sind.

Kann mir ein Hund helfen?

Tatsächlich ja; ich habe mehrere Patienten, die sich einen Hund zugelegt haben und damit gezwungen waren, "Gassi" zu gehen – alle haben von dieser disziplinierten, aber individuell angemessenen Art eines körperlichen Trainings profitiert!

Eine Patientin erzählte mir: "Mein Hund weiß genau, wie viel ich kann, er bleibt stehen, wenn ich stehen bleiben muss, er läuft weiter, wenn ich weitergehen kann."

Ich freue mich immer über die gezeigten Hundebilder!

Hilft Muskeltraining?

Absolut, Muskeltraining hilft und sollte das körperliche Training speziell ergänzen. Selbst als alleiniges Trainingsprogramm ist es hilfreich, unter anderem falls ein allgemeines körperliches Training nicht möglich ist. Auch Training der Atemmuskulatur verbessert die Atemmuskelkraft, die Ausdauer und die allgemeine Leistungsfähigkeit.

Ich fühle mich aber zu schwach zum Muskeltraining!?

Trainieren Sie das, was Sie schaffen: Üben Sie zum Beispiel, mehrfach am Tag eine Flasche aus dem Regal zu nehmen und sie wieder zurückzustellen.

COPD und Ernährung

Wie wichtig ist ein normales Körpergewicht?

Ein normales Gewicht ist wünschenswert, es muss aber fairerweise gesagt werden: Im Einzelfall ist es schwer zu erreichen! Übergewicht kann durch die vermehrte Beanspruchung des Körpers eine Verschlechterung insbesondere der Luftnot verursachen. Untergewicht kann eine verminderte Immunabwehr bedingen und kann ein Risikofaktor sein.

Bei jedem COPD-Patienten sollte das Körpergewicht objektiv erfasst werden und der Body-Mass-Index, abgekürzt BMI, berechnet und ermittelt werden.

Was ist eigentlich ein Gewichtsverlust?

Medizinisch ist als Gewichtsverlust die Abnahme des Körpergewichts um mehr als 10% in den letzten 6 Monaten oder um mehr als 5% im letzten Monat zu werten.

Warum ist Untergewicht bei COPD gefährlich?

Bei Untergewicht, das heißt bei einem Body-Mass-Index kleiner als 25 kg/m^2, sind ein erhöhtes Krankheitsrisiko und ein schlechterer weiterer Verlauf wissenschaftlich bewiesen. Wenn das Gewicht normalisiert wird, wird das Risiko jedoch wieder geringer.

Woher kommt das Untergewicht?

Die exakten Zusammenhänge sind noch nicht geklärt, ursächlich ist aber die COPD mit ihren Auswirkungen auf den gesamten Organismus. Es ist ein Teufelskreis: Wegen Atemnot, Luftverschlucken beim Essen, vermindertem Geschmacksempfinden und Appetitlosigkeit wird weniger gegessen, gleichzeitig aber ist durch die COPD die Atemarbeit vermehrt und der Energieverbrauch auch in Ruhe erhöht.

Was passiert mit den Muskeln?

Die Muskelfasern werden umgebaut zu Fasern, die leichter ermüden und damit die Ausdauerleistung verringern. Der Organismus wird inaktiver, untrainierter und die Muskelmasse nimmt weiter ab, insbesondere in den Beinen.

Ist eine Ernährungsberatung sinnvoll?

Eine Ernährungsberatung ist sowohl bei Übergewicht als auch und gerade bei Untergewicht notwendig. Die Ernährungsberatung muss qualitativ vernünftig, zeitlich angemessen und auf den Teilnehmer zugeschnitten sein. Eine Ernährungsberatung im Ablauf des “normalen” Praxisbetriebs ist nicht Erfolg versprechend, der zeitliche Aufwand ist wesentlich höher.

In meiner Praxis übernimmt daher die Ernährungsberatung eine speziell ausgebildete und zertifizierte Diplom-Ökotrophologin mit dem Schwerpunkt “Medizinische Ernährungsberatung”.

Wir versuchen immer, zumindest einen Teil der Kosten von den Krankenkassen tragen zu lassen.

Was wird für die Ernährung bei COPD empfohlen?

Einige wichtige Tipps:

- Untergewichtige Patienten sollten mehr Energie, insbesondere in Form von Kohlenhydraten, aufnehmen.
- Tierisches Fett sollte als Energieträger verringert werden.
- Sinnvoll sind mehrere kleine Mahlzeiten täglich.
- Wunschkost ist zu berücksichtigen.
- Vor und nach dem Essen ist Ruhe wichtig, beim Essen soll der Aufwand für Essen und Kauen möglichst gering sein.
- Das Gebiss sollte saniert sein.

Soll ich zusätzliche Vitamine oder Mineralstoffe in der Apotheke kaufen?

Bei einer ausgewogenen Ernährung ist dies nicht erforderlich.

Kann ich nicht bei Untergewicht ganz "einfach" dopen (machen ja alle Sportler auch!)?

Was scheinbar viele Sportler treiben, wird tatsächlich auch medizinisch untersucht. Hier geht es aber nicht um Doping, sondern um die Behandlung von Krankheiten. Doping ist kriminell und selbstverständlich völlig unmedizinisch.

Der Stellenwert der Gabe von Anabolika bei stark untergewichtigen COPD-Patienten wird medizinisch korrekt und ethisch einwandfrei überprüft, kann aber aktuell nicht mit hinreichender Sicherheit beurteilt werden.

Was passiert bei Übergewicht mit den Lungen?

Übergewicht verändert die Atemmechanik negativ, die Dehnbarkeit des Brustkorbs ist vermindert, die Widerstände gegen den Atemfluss steigen. Das Lungenvolumen ist bei Übergewichtigen kleiner, insbesondere durch den Bauchdruck auf das Zwerchfell.

Die Atemarbeit muss gesteigert werden, letztendlich mit den Folgen eines niedrigeren Sauerstoffwertes im Blut.

Verschiedenes

Hilft mir eine Kur?

Einen Aufenthalt in einem Kurort, der auf Atemwegserkrankungen spezialisiert ist, können Sie nutzen: Neben den Anwendungen (zum Beispiel Inhalationen, Atemgymnastik) bietet Ihnen der Aufenthalt die Chance, die Prinzipien der gesunden Lebensführung zu erlernen und auszuprobieren. Dazu gehören gesunde Ernährung, angemessene körperliche Aktivität, Stressbewältigung und Entspannungstechniken.

Was bedeutet "Rehabilitation?"

Die früher genannte "Kur" wird heute korrekt als "Rehabilitation" bezeichnet. Sie stellt bei der COPD eine wichtige Komponente des Langzeitmanagements dar.

Wer beantragt die Rehabilitation?

Der Arzt; durfte früher jeder Arzt die Rehabilitation beantragen, ist der Antrag heute bei bestimmten Kostenträgern qualifizierten Ärzten vorbehalten. Fragen Sie nach solchen Verfahren Ihren Arzt!

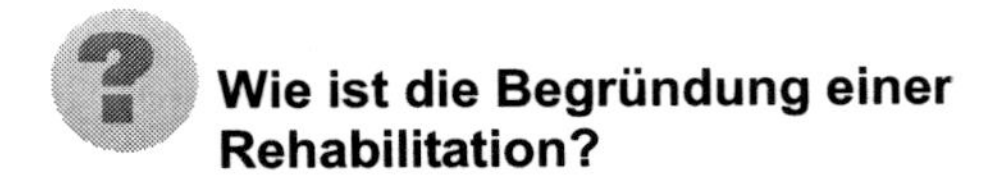

Wie ist die Begründung einer Rehabilitation?

Generell besteht eine Indikation zur Rehabilitation, wenn trotz adäquater Behandlung körperliche oder psychosoziale Krankheitsfolgen bestehen bleiben. Diese Krankheitsfolgen behindern alltägliche Tätigkeiten und die Teilnahme am normalen, privaten, öffentlichen oder beruflichen Leben.

Gibt es weitere Indikationen einer Rehabilitation?

Weitere spezielle Indikationen sind:

- Alltägliche und dauerhafte Symptome.
- Gefährdung der Erwerbstätigkeit.
- Drohende Pflegebedürftigkeit.
- Alltägliche psychische Krankheitsfolgen wie Depression, Angst oder Rückzugstendenz.
- Notwendigkeit von reha-spezifischen nichtmedikamentösen Therapieverfahren, wenn diese ambulant nicht im erforderlichen Umfang erfolgen können, zum Beispiel körperliches Training, Physiotherapie, Patientenschulung oder psychosoziale Hilfen.

Mein Reha-Antrag wurde abgelehnt, aber ich habe doch eine COPD!?

Indiziert, das heißt medizinisch sinnvoll, sind nach den gültigen Leitlinien Rehabilitationsprogramme insbesondere für COPD-Patienten der Schweregrade II – IV. Dies gilt übrigens auch für Raucher, insbesondere dann, wenn sie an Entwöhnungsprogrammen teilnehmen.

Gibt es Selbsthilfegruppen?

Sie erhalten Adressen unter anderem von den Gruppen und Organisationen, die im Anhang aufgelistet sind.

Was ist eigentlich ein Pneumologe?

Ein Pneumologe ist ein spezialisierter Arzt für Lunge und Bronchien mit allen dazugehörigen Krankheiten. Die "Pneumologie" ist eine ärztliche Schwerpunktbezeichnung und muss nach vorgegebenen Kriterien erworben werden. Voraussetzung dafür ist, dass der Arzt bereits Facharzt für Innere Medizin, also Internist sein muss. Die Zeitdauer der Ausbildung beträgt für den Internisten momentan 6 Jahre, für den Pneumologen weitere 2 Jahre.

In Deutschland sind nur 1% aller Ärzte Pneumologen!

Wichtiger Hinweis: Der Pneumologe, also der Spezialist für die Luft, hat mit den Pneus, also den Reifen, nichts und rein gar nichts beruflich zu tun!

Gibt es ein Gesundheitsprogramm für die COPD?

Ja, mittlerweile existiert bundesweit ein sogenanntes "DMP COPD", wobei DMP für den englischen Begriff "Disease Management" steht. Bekannter und schon länger bestehen DMP's unter anderem für Diabetes. Die Teilnahme an dem DMP COPD ist freiwillig und zwar sowohl für den Patienten als auch für den Arzt. Die Teilnahme der Ärzte (können Hausärzte und Pneumologen sein) ist regional unterschiedlich und kann bei den Ärzten oder bei der Krankenkasse erfragt werden.

Es gibt Ärzte, die das DMP aus verschiedenen, auch gesundheitspolitischen Gründen ablehnen. Ich persönlich beteilige mich am DMP umfangreich, insbesondere weil jetzt die Möglichkeit mit dem DMP gegeben ist, die wichtige und dringend notwendige COPD-Schulung ohne verzweifelnden bürokratischen Aufwand durchführen zu können.

Die positive Resonanz der Schulungen ist in meiner Praxis ganz erheblich!

Bei mir wurde ein Alpha-1-Protease-Inhibitor-Mangel festgestellt – was jetzt?

Der Alpha-1-Protease-Inhibitor-Mangel ist eine seltene angeborene Erkrankung; vor allem chronische Raucher entwickeln häufig und frühzeitig ein Lungenemphysem. Unter bestimmten Voraussetzungen ist eine Infusionstherapie möglich, mit der der Alpha-1-Protease-Inhibitor ersetzt wird. Die Infusionen sind wöchentlich und dauerhaft notwendig.

Was hat Osteoporose mit COPD zu tun?

Bei der COPD kann sich im Krankheitsverlauf eine ausgeprägte Osteoporose entwickeln, die durch Bewegungseinschränkung, mangelhafte Ernährung und unter Umständen durch langfristige Einnahme von Kortison als Tablette und/oder als Spritze begünstigt wird.

Wie kann ich mich vor Osteoporose schützen?

Durch eine kalorienreiche Ernährung bzw. durch die Gabe von Kalzium und Vitamin D3 täglich. Auch eine therapeutische Maßnahme ist die regelmäßige körperliche Bewegung.

Gibt es eine COPD als Berufskrankheit?

Ja, unter der Berufskrankheiten-Nummer (BK-Nr.) 4111 ist eine chronisch obstruktive Bronchitis (oder ein Emphysem) bei Bergleuten unter Tage im Steinkohlenbergbau aufgeführt.

Gibt es weitere berufliche Ursachen?

Im weiteren Sinne können obstruktive Atemstörungen nach folgenden Kontakten auftreten: Chrom, Vanadium, Fluor, Quarz, Asbest, Aluminium, Nickel, verschimmeltes Heu, Stroh, Pilze, Rohbaumwolle, Flachs und Hanf.

Darf ich bei einer COPD fliegen?

In den meisten Fällen ist Fliegen kein Problem. In jedem Fall sinnvoll ist aber vorher eine umfassende lungenfunktionelle Untersuchung einschließlich des Sauerstoffs zur besseren Einschätzung, gerade in den höheren Schweregraden der COPD.

Fragen Sie bitte gezielt Ihren Hausarzt bzw. Ihren Pneumologen!

Kann COPD die Psyche beeinflussen?

In durchaus vielfältiger Weise. Insbesondere die psychischen Erkrankungen Angst und Depression, die auch in der Allgemeinbevölkerung häufig sind, sind oft bei COPD mit vorhanden. Wenn vorhanden, sollte eine angemessene Behandlung erfolgen. Bei Frauen finden sich häufiger Anzeichen einer depressiven Störung. Sport und Gymnastik haben zusätzlich zu ihren positiven Wirkungen auf die COPD auch günstige Effekte auf die seelischen Störungen.

Ich habe große Luftnot beim Sex, was soll ich machen?

Sex ist in jedem Fall mit seinen positiven seelischen und auch den positiven körperlichen Auswirkungen bei COPD sinnvoll. Versuchen Sie, wenn Sie zu sehr unter Luftnot leiden, entspannendere Stellungen und/oder Techniken beim Sex, übernehmen Sie den passiveren Part.

Literatur

[1] *Agusti A., A. Noguera, J. Sauleda, E. Sala et al.:* Systemic effects of chronic obstructive pulmonary disease. Eur. Respir. J. *21,* 347-360 (2003).

[2] *American Thoracic Society:* Dyspnea. Mechanisms, assessment, and management: a consensus statement. Am. J. Respir. Crit. Care Med. *159,* 321-340 (1999).

[3] *American Thoracic Society/American College of Chest Physicians:* ATS/ACCP Statement on Cardiopulmonary Exercise Testing. Am. J. Respir. Crit. Care Med. *167,* 211-277 (2003).

[4] *American Thoracic Society/European Respiratory Society Statement:* Standards for the diagnosis and management of individuals with alpha-1 antitrypsin deficiency. Am. J. Respir. Crit. Care Med. *168,* 818-900 (2003).

[5] *Arbeitsgruppe Patientenschulung der Deutschen Gesellschaft für Pneumologie und Deutsche Atemwegsliga in der Deutschen Gesellschaft für Pneumologie:* Empfehlungen zum strukturierten Patiententraining bei obstruktiven Atemwegserkrankungen. Med. Klin. *90,* 515-519 (1995).

[6] *ATS/ERS:* Statement on Respiratory Muscle Testing. Am. J. Respir. Crit. Care Med. *166,* 518-624 (2002).

[7] *ATS Statement:* Guidelines for the six-minute walk test. Am. J. Respir. Crit. Care Med. *166,* 111-117 (2002).

[8] *Bals R., H.F. Becker, U. Wagner, C. Vogelmeier:* COPD-Exazerbation. Pneumologie *60,* 11-28 (2006).

[9] *Baltsch J.:* Akupunktur in der Pneumologie. In: Käßner F. (Hrsg.): IGeL-Leistungen in der Pneumologie. Mtb Verlag, Hamburg (2005).

[10] *Bargon J., U. Müller:* Malnutrition bei COPD. Pneumologie *55,* 475-480 (2001).

[11] *Barnes P.J., R.A. Stockley:* COPD: current therapeutic interventions and future approaches. Eur. Respir. J. *25,* 1084-1106 (2005).

[12] *Baumann P., F. Fietze, C. Witt:* Die Bedeutung des Rauchens in der Pneumologie und aktuelle medikamentöse Raucherentwöhnung. Atemw.-Lungenkrkh. *26,* 333-339 (2000).

[13] *Baur X.:* Lungenfunktionsprüfung und Allergiediagnostik. Dustri, München-Deisenhofen 1998.

[14] Boehringer Ingelheim/Pfizer: HandiHaler® Gebrauchsanleitung.

[15] Budecort Novolizer. Gebrauchsinformation.

[16] *Casaburi R., S. Bhasin, L. Cosentino, J. Porszasz, A. Somfay et al.:* Effects of testosterone and resistance training in men with chronic

obstructive pulmonary disease. Am. J. Respir. Crit. Care Med. *170,* 870-878 (2004).

[17] *Celli B., W. MacNee and committee members:* Standards for the diagnosis and treatment of patients with COPD: a summary of the ATS/ERS position paper. Eur. Respir. J. *23,* 932-946 (2004).

[18] *Chapman K.R., D.M. Mannino, J.B. Soriano, P.A. Vermeire, A.S. Buist, M.J. Thun, C. Connell, A. Jemal, T.A. Lee, M. Miravitlles, S. Aldington, R. Beasley:* Epidemiology and costs of chronic obstructive pulmonary disease. Eur. Respir. J. *27,* 188-207 (2006).

[19] *Chiappini F., L. Fuso, R. Pistelli:* Accuracy of a oximeter in the measurement of the oxyhaemoglobin saturation. Eur. Respir. J. *11,* 716-719 (1998).

[20] *Coates A., R. Peslin, D. Rodenstein, J. Stocks:* Measurement of lung volumes by plethysmography. Eur. Respir. J. *10,* 1415-1427 (1997).

[21] *Couillard A., C. Prefaut:* Frim muscle disuse to myopathy in COPD: potential contribution of oxidative stress. Eur. Respir. J. *26,* 703-719 (2005).

[22] *Criée C.-P., D. Berdel, D. Heise, P. Kardos, D. Köhler, W. Leupold, H. Magnussen, W. Marek et al.:* Empfehlungen der Deutschen Atemwegsliga zur Spirometrie. Pneumologie *60,* 576-584 (2006).

[23] Cyclohaler®. Gebrauchsinformation.

[24] *Dekhuijzen P.:* Antioxidant properties of N-acetylcysteine: their relevance in relation to chronic obstructive pulmonary disease. Eur. Respir. J. *23,* 629-636 (2004).

[25] *Deutsche Gesellschaft für Pneumologie:* Empfehlungen zur Durchführung und Bewertung von Belastungsuntersuchungen in der Pneumologie. Pneumologie *52,* 225-231 (1998).

[26] *Deutsche Gesellschaft für Pneumologie:* Leitlinien zur Langzeit-Sauerstofftherapie. Pneumologie *55,* 454-464 (2001).

[27] *Dorsch W., J. Ring; für die Arbeitsgruppe "Komplementärmedizin" der Deutschen Gesellschaft für Allergologie und klinische Immunologie:* Komplementärmedizin bzw. sogenannte "Alternativmedizin" in der Allergologie. Allergologie *25,* 539-548 (2002).

[28] *Ewig S., T. Schaberg:* Ein neues Konzept der antimikrobiellen Therapie von Patienten mit akuter Exazerbation der chronisch-obstruktiven Lungenerkrankung (COPD). Pneumologie *60,* 295-304 (2006).

[29] *Fischer J., M. Schnabel, H. Sitter:* Rehabilitation von Patienten mit Chronisch Obstruktiver Lungenerkrankung (COPD). S2 Leitlinie der Deutschen Gesellschaft für Pneumologie und Beatmungsmedizin (DGP) und der Deutschen Gesellschaft für Rehabilitationswissenschaften (DGRW). Pneumologie *61,* 233-248 (2007).

[30] *Foradil P.:* Gebrauchsinformation.

[31] *Gene R.:* Non-pharmacological approaches to smoking cessation. Eur. Respir. Rev. 10; *74,* 339-342 (2000).

[32] *Gillissen A.:* Schwere COPD-Exazerbation – aktuelle medikamentöse Therapie. Atemw.-Lungenkrkh. *28,* 487-495 (2002).

[33] *Gillissen A., R. Buhl, P. Kardos, K. Kenn et al.:* Management der akuten Exazerbation der chronisch-obstruktiven Lungenerkrankung (COPD). Dtsch. Med. Wochenschr. *128,* 1721-1727 (2003).

[34] *Glanville A., M. Estenne:* Indications, patient selection and timing of referral for lung transplantation. Eur. Respir. J. *22,* 845-852 (2003).

[35] *Global Initiative for Chronic Obstructive Lung Disease:* Global strategy for the diagnosis, management and prevention of chronic obstructive pulmonary disease. NHLBI/WHO workshop report. National Heart, Lung and Blood Institute, Bethesda April 2001; Update of the Management Sections, GOLD website (www.goldcopd.com). Date updated: July 2003.

[36] *Groneberg D.A., T. Welte:* Pathophysiologie der chronisch obstruktiven Lungenerkrankung. Pneumologe *3,* 89-97 (2006).

[37] *Gubbawaym H., P. Entzian, J. Elfeldt, B. Thiel:* Bronchiektasen: Weg einer Krankheit in die klinische Bedeutungslosigkeit? Atemw.-Lungenkrkh. *30,* 172-180 (2004).

[38] *Guo R., M.H. Pittler, E. Ernst:* Herbal medicines for the treatment of COPD: a systematic review. Eur. Respir. J. *28,* 330-338 (2006).

[39] *Haidl P., E.M. Karow, G. Hommel, D. Köhler:* Einfluss der Inhalation von Emser Salzlösung auf die Exazerbationsrate bei Patienten mit COPD. Atemw.-Lungenkrkh. *32,* 215-221 (2006).

[40] *Halbert R.J., J.L. Natoli, A. Gano, E. Badamgarav, A.S. Buist, D.M. Mannino:* Global burden of COPD: systematic review and meta-analysis. Eur. Respir. J. *28,* 523-532 (2006).

[41] *Hein H., K. Rasche, M. Wiebel, M. Winterholler, G. Laier-Groeneveld; für die Arbeitsgemeinschaft Heimbeatmung und Respiratorentwöhnung e.V., unter Mitarbeit von Bachmann M., S. Berninger, T. Ehlers, G. Helms, G. Müller, D. Radtke, B. Schönhofer:* Empfehlung zu Heim- und Langzeitbeatmung. Med. Klin. *101,* 148-152 (2006).

[42] Hexal Gebrauchsinformation: Easyhaler®.

[43] Impfungen gegen Pneumokokken-Erkrankungen. Gemeinsame Stellungnahme von Berufsverbänden und Fachgesellschaften, entstanden unter der Schirmherrschaft des Nationalen Referenzzentrums für Streptokokken (NRZ), Aachen. Atemw.-Lungenkrkh. *28,* 454-460 (2002).

[44] Ivax Gebrauchsinformation: Easi-Breathe®.

[45] *Jany B.:* Therapie der stabilen COPD. Pneumologe *3,* 98-109 (2006).

[46] *Jones P.W., A.G.N. Agusti:* Outcomes and markers in the assessment of chronic obstructive pulmonary disease. Eur. Respir. J. *27,* 822-832 (2006).

[47] Junik Autohaler. Gebrauchsinformation.

[48] *Kardos P.:* Vorschläge für eine rationale und rationelle Diagnostik des Hustens. Pneumologie *54,* 110-115 (2000).

[49] *Kardos P., M. Brutsche, R. Buhl, A. Gillissen, K.F. Rabe, E.W. Russi, R. Sauer, H. Worth, G. Menz:* Kombination von Asthma und COPD – häufiger als man denkt? Pneumologie *60,* 366-372 (2006).

[50] *Kardos P., U. Cegla, A. Gillissen, D. Kirsten et al.:* Leitlinie der Deutschen Gesellschaft für Pneumologie zur Diagnostik und Therapie von Patienten mit akutem und chronischem Husten. Pneumologie *58,* 570-602 (2004).

[51] *Keller R.:* Indikationen und Technik der ambulanten Sauerstoffheimtherapie. Atemw.-Lungenkrkh. *26,* 29-31 (2000).

[52] *Kenn K.:* Rehabilitation und Trainingstherapie als Baustein der COPD-Therapie. Pneumologe *3,* 110-118 (2006).

[53] *Köhler D., A. Hellmann:* Leitfaden zur Abklärung Dyspnoe in der pneumologischen Praxis. Pneumologie *58,* 728-729 (2004).

[54] *König G.:* Neue Aspekte in der Bewertung und prophylaktischen Pharmakotherapie der Exazerbation bei chronisch obstruktiver Bronchopneumopathie (COPD). Atemw.-Lungenkrkh. *30,* 181-190 (2004).

[55] *Kohlhäufl M., C. Rock, K. Pfeifer, K. Häußinger:* Nichtinvasive Emphysemdiagnostik: Eine Standortbestimmung. Pneumologie *55,* 268-278 (2001).

[56] *Konietzko N.:* Husten. Pneumologe *2,* 160-172 (2005).

[57] *Kothe H., K. Dalhoff:* Exazerbation der COPD. Pneumologe *3,* 119-128 (2006).

[58] *Kroegel C., R. Buhl, A. Gillissen, W. Petro:* Asthma bronchiale versus chronisch-obstruktive Lungenkrankheit (COPD): Von der Pathogenese zur Differentialdiagnostik und Differentialtherapie. Dtsch. Med. Wochenschr. *130,* 812-818 (2005).

[59] *Lode H., R. Stahlmann, H. Skopnik et al.:* Rationaler Einsatz oraler Antibiotika bei Erwachsenen und Schulkindern (Lebensalter ab 6 Jahre). Empfehlungen einer Expertenkomission der Paul-Ehrlich-Gesellschaft für Chemotherapie e.V. Chemotherapie Journal *15,* 129-144 (2006).

[60] *Lötters F., B. van Tol, G. Kwakkel, R. Gosselink:* Effects of controlled inspiratory muscle training in patients with COPD: a meta-analysis. Eur. Respir. J. *20,* 570-576 (2002).

[61] *MacIntyrem N., R.O. Crapo, G. Viegi, D.C. Johnson, C.P.M. van der Grinten, V. Bursasco et al.:* Standardisation of the single-breath determination of carbon monoxide uptake in the lung. Eur. Respir. J. *26,* 720-735 (2005).

[62] *Martin J., A. Donaldson, R. Villarroel, M. Parmar et al.:* Efficacy of acupuncture in asthma: systematic review and metaanalysis of published data from 11 randomised controlled trials. Eur. Respir. J. *20,* 846-852 (2002).

[63] *Mathys H.:* Chronisch obstruktive Lungenerkrankungen – Indikationen für die O_2-Langzeittherapie. Pneumologie *56,* 443-447 (2002).

[64] Merck Gebrauchsinformation: ClickHaler®.

[65] *Miller M.R., R. Crapo, J. Hankinson, V. Brusasco, F. Burgos, R. Casaburi, A. Coates, P. Enright et al.:* General considerations for lung function testing. Eur. Respir. J. *26,* 153-161 (2005).

[66] *Miller M.R., J. Hankinson, V. Brusasco, F. Burgos et al.:* Series "ATS/ERS Task Force: Standardisation of lung function testing". In: Brusasco V., R. Crapo, G. Viegi (eds.): Standardisation of spirometry. Eur. Respir. J. *26,* 319-338 (2005).

[67] *Miravilles M.:* Exazerbations of chronic obstructive pulmonary disease: when are bacteria important? Eur. Respir. J. *20 (Suppl. 36), 9s-19s (2002).*

[68] *Moore A.H. and committee members:* ERS Task Force: The diagnosis and management of chronic cough. Eur. Respir. J. *24,* 481-492 (2004).

[69] *Morr H.:* Auswurf. Pneumologe *2,* 173-176 (2005).

[70] *Morr H.:* Therapieziele und Messungen des Therapieerfolgs bei COPD. Med. Klin. *101,* 279-282 (2006).

[71] *NHLBI/WHO Global Initiative for Chronic Obstructive Lung Disease (GOLD) Workshop Summary:* Global strategy for the diagnosis, management and prevention of chronic obstructive pulmonary disease. Am. J. Respir. Crit. Care Med. *163,* 1256-1276 (2001).

[72] *Nici L., C. Donner, E. Wouters, R. Zuwallack, N. Ambrosino, J. Bourbeau, M. Carone, B. Celli, M. Engelen et al.:* American Thoracic Society/European Respiratory Society Statement on Pulmonary Rehabilitation. Am. J. Respir. Crit. Care Med. *173,* 1390-1413 (2006).

[73] *Niedermeyer J., B. Bewig, T. Bickhardt, R. Ewert et al.:* Lungen- und Herz-Lungen-Transplantation. Leitlinien zur Indikationsstellung und präoperativen Diagnostik. Pneumologie *55,* 396-400 (2001).

[74] *Nolte D. (Hrsg.):* Manuale pneumologicum. Dustri, München-Deisenhofen 1998.

[75] Novopulmon Novolizer. Gebrauchsinformation.

[76] *Nowak D., E.S. Dietrich, P. Oberender, K. Überla, U. Reitberger et al.:* Krankheitskosten von COPD in Deutschland. Pneumologie *58,* 837-844 (2004).

[77] *Oberfeld G.:* Luftschadstoffe: Exposition und aktuelle epidemiologisch erfasste Wirkungen. Atemw.-Lungenkrkh. *27,* 433-438 (2001).

[78] *Örtqvist A.:* Pneumococcal vaccination: current and future issues. Eur. Respir. J. *18,* 184-195 (2001).

[79] *Olschewski H., A. Ghofrani, B. Enke, F. Reichenberger, R. Voswinckel, A. Kreckel et al.:* Medikamentöse Therapie der pulmonalen Hypertonie. Internist *46,* 341-349 (2005).

[80] *Olschweski H., M.M. Hoeper, M.M. Borst, R. Ewert, E. Grünig, F.-X. Kleber, B. Kopp, C. Opitz et al.:* Diagnostik und Therapie der chronischen pulmonalen Hypertonie. Pneumologie *60,* 749-771 (2006).

[81] *Palange P., S.A. Ward, K.-H. Carlsen, R. Casaburi, C.G. Gallagher, R. Gosselink, D.E. O'Donnell, L. Puente-Maestu et al.:* Recommendations on the use of exercise testing in clinical practice. Eur. Respir. J. *29,* 185-209 (2007).

[82] *Petermann W., T. Welte:* COPD und Osteoporose. Pneumologe *3,* 231-240 (2006).

[83] *Petro W. (Hrsg.):* Patientenverhaltenstraining bei obstruktiven Atemwegserkrankungen. Formen – Inhalte – Ergebnisse – Zukunft. Dustri, München-Deisenhofen 1997.

[84] *Petro W., H. Buhr-Schinner, K. Taube, K. Schultz:* Rehabilitation bei COPD. Pneumologie *61,* 384-393 (2007).

[85] *Pfeifer M.:* COPD – nichtmedikamentöse Therapie. Med. Klin. *101,* 293-300 (2006).

[86] *Pfeifer M.:* Dyspnoe. Pneumologe *2,* 177-187 (2005).

[87] *Pfeifer M.:* Neue Therapiekonzepte bei COPD. Internist *45,* 1395-1401 (2004).

[88] *Pryor J.:* Physiotherapy for airways clearance in adults. Eur. Respir. J. *14,* 1418-1424 (1999).

[89] Pulmax®. Gebrauchsinformation.

[90] *Radon K., D. Nowak:* Passivrauchen – aktueller Stand des Wissens. Dtsch. Med. Wochenschr. *129,* 157-162 (2004).

[91] *Raupach T., D. Nowak, T. Hering, A. Batra, S. Andreas:* Rauchen und pneumologische Erkrankungen, positive Effekte der Tabakentwöhnung. Pneumologie *61,* 11-14 (2007).

[92] *Rennard S., D. Daughton:* Pharmacological approaches to smoking cessation. Eur. Respir. Rev. 10; *74,* 334-338 (2000).

[93] *Riehle A., J. Ring, H.-E. Wichmann, T. Schäfer:* Alternativmedizin und Allergien: Lebenszufriedenheit, Kontrollüberzeugung zu Gesundheit und Krankheit sowie Lebensqualität. Allergo. J. *11,* 447-451 (2002).

[94] *Rothe T.:* Asthma-Selbst-Management mit dem Ampelschema: Welcher Peak flow, welche Guidelines? Pneumologie *53,* 626-629 (1999).

[95] *Russi E., U. Stammberger, W. Weder:* Lung volume reduction surgery for emphysema. Eur. Respir. J. *10,* 208-218 (1997).

[96] *Schaberg T.:* Pneumokokkenschutzimpfung. Pneumologie *55,* 543-545 (2001).

[97] *Schäfer H.:* Therapie der chronisch-respiratorischen Insuffizienz bei chronisch obstruktiver Lungenerkrankung (COPD), Langzeit-Sauerstofftherapie und nichtinvasive Beatmung. Dtsch. Med. Wochenschr. *130,* 2275-2281 (2005).

[98] *Scheuch G. (Hrsg.):* Aerosole in der Inhalationstherapie II. Dustri, München-Deisenhofen 1998.

[99] *Scheuch G. (Hrsg.):* Aerosole in der Inhalationstherapie III. Dustri, München-Deisenhofen 1999.

[100] *Schlenger R.:* COPD-Patienten brauchen besondere Ernährung. Pneumologie *61,* 344 (2007).

[101] *Schmidt W.:* Angewandte Lungenfunktionsprüfung. 6. Auflage. Dustri, München-Deisenhofen 1996.

[102] *Schmidt W.:* Breve pneumologicum. Dustri, München-Deisenhofen 1998.

[103] *Schols A.:* Nutritional and metabolic modulation in chronic obstructive pulmonary disease management. Eur. Respir. J. *22 (Suppl. 46), 81s-86s (2003).*

[104] *Schultz K., K. Taube, S.M. Lang:* Stellenwert der Rehabilitation bei der Langzeitbehandlung der COPD. Dtsch. Med. Wochenschr. *132,* 508-512 (2007).

[105] *Sin D.D., N.R. Anthonisen, J.B. Soriano, A.G. Adusti:* Mortality in COPD: role of comorbidities. Eur. Respir. J. *28,* 1245-1257 (2006).

[106] *Spohn S., M. Wittmann, W. Petro:* Patientenverhaltenstraining bei COPD: Konzepte und Effizienz. Pneumologie *54,* 72-79 (2000).

[107] *Steier J., N. Konietzko:* Tabakentwöhnung. Pneumologe *4,* 121-132 (2007).

[108] *Steier J., W. Petro:* Physikalische Therapie bei COPD – Evidence Based Medicine? Pneumologie *56,* 388-396 (2002).

[109] *Steinkamp G., R. Dierkesmann, A. Gillissen, M. Lindner et al.:* COPD und Psyche – ein Überblick. Pneumologie *59,* 819-830 (2005).

[110] *Tonnesen P., L. Carrozzi, K.O. Fagerström, C. Gratziou, C. Jimenez-Ruiz, S. Nardini, G. Viegi, C. Lazzaro, I.A. Campell, E. Dagli, R. West:* ERS Task Force. Smoking cessation in patients with respiratory diseases: a high priority, integral component of therapy. Eur. Respir. J. *29,* 390-417 (2007).

[111] *Town G.:* The rationale for self-management in COPD. Eur. Respir. Rev. *12,* 420-421 (2002).

[112] *Troosters T., R. Casaburi, R. Gosselink, M. Decramer:* Pulmonary rehabilitation in chronic obstructive pulmonary disease. Am. J. Respir. Crit. Care Med. *172,* 19-38 (2005).

[113] *Virchow J.C.:* COPD – zukünftige Therapieoptionen. Pneumologe *3,* 129-139 (2006).

[114] *Vogelmeier C., R. Buhl, C.P. Criée, A. Gillissen et al.:* Leitlinie der Deutschen Atemwegsliga und der Deutschen Gesellschaft für Pneumologie und Beatmungsmedizin zur Diagnostik und Therapie von Patienten mit chronisch obstruktiver Bronchitis und Lungenemphysem (COPD) (Teil 1). Pneumologie *61,* 323-340 (2007).

[115] *Vogelmeier C., R. Buhl, C.P. Criée, A. Gillissen et al.:* Leitlinie der Deutschen Atemwegsliga und der Deutschen Gesellschaft für Pneumologie und Beatmungsmedizin zur Diagnostik und Therapie von Patienten mit chronisch obstruktiver Bronchitis und Lungenemphysem (COPD) (Teil 2). Pneumologie *61,* 394-409 (2007).

[116] *Wagena E.J., W.A. Arrindell, E.F.M. Wouters, C.P. van Schayck:* Are patients with COPD psychologically distressed? Eur. Respir. J. *26,* 242-248 (2005).

[117] *Wanger J., J.L. Clausen, A. Coates, O.F. Pedersen, V. Brusasco, F. Burgos, R. Casaburi et al.:* Standardisation of the measurement of lung volumes. Eur. Respir. J. *26,* 511-522 (2005).

[118] *Watz H., F. Kanniess, H. Magnussen:* Neue pharmakologische Ansätze in der Therapie der COPD. Pneumologie *61,* 365-373 (2007).

[119] *Worth H.:* Beta-Rezeptorenblocker bei Patienten mit obstruktiven Atemwegserkrankungen – Risiken und Alternativen. Pneumologie *59,* 858-861 (2005).

[120] *Worth H., A. Meyer, H. Folgering, D. Kirsten et al.:* Empfehlungen der Deutschen Atemwegsliga zum Sport und körperlichen Training bei Patienten mit obstruktiven Atemwegserkrankungen. Atemw.-Lungenkrkh. *26,* 239 (2000).

[121] www.respimat.de.

[122] *Zielinski J., M. Bednarek, D. Górecka, G. Viegi, S.S. Hurd, Y. Fukuchi, C.K.W. Lai, P.X. Ran, F.W.S. Ko, S.M. Liu, J.P. Zheng, N.S. Zhong, M.S.M. Ip, P.A. Vermeire:* Increasing COPD awareness. Eur. Respir. J. *27,* 833-852 (2006).

Hilfreiche Adressen

Deutschland

Deutsche Atemwegsliga e.V.
in der Deutschen Gesellschaft für Pneumologie
Burgstraße 12
D–33175 Bad Lippspringe
Telefon 02732-769470
Fax 02732-769471
E-mail: koordination@atemwegsliga.de
www.atemwegsliga.de

Patientenliga Atemwegserkrankungen
Wormser Straße 81
D–55276 Oppenheim
Telefon 06133-3543
Fax 06133-2024
E-mail: patientenliga@pharmedico.de
www.patientenliga-atemweg.de

Deutsche Gesellschaft für Pneumologie
Postfach 12 37
D–59355 Werne
Telefon 02389-5275-27
Fax 02389-5275-22
E-mail: info@pneumologie.de
www.pneumologie.de

Deutsche Lungenstiftung
Herrenhäuser Kirchweg 5
D–30167 Hannover
Telefon 0511-2155-110
Fax 0511-2155-113

E-mail: deutsche.lungenstiftung@t-online.de
www.lungenstiftung.de

Bundesverband der Pneumologen (BdP)
Sudetenstraße 35
D–89518 Heidenheim
Telefon 07321-949-919
Fax 07321-949-819
E-mail: pneumologenverband@t-online.de

Deutsche Selbsthilfegruppe für Sauerstofflangzeit-Therapie
Brunhuberstraße 23
D–83512 Wasserburg
Telefon 08071-2634
Fax 0807-95508
E-mail: hans.dirmeier@selbsthilfe-lot.de
www.selbsthilfe-lot.de

Deutsche Emphysemgruppe e.V.
Steinbrecherstraße 9
D–38106 Braunschweig
Telefon 0531-2349045
E-mail: DEG@emphysem.de
www.emphysem.de

Selbsthilfegruppe Lungenemphysem – COPD
Koordinationsstelle
Lindstockstraße 30
D–45527 Hattingen
Telefon 02324-999001
shg@lungenemphysem-copd.de

Deutsche Arbeitsgemeinschaft Selbsthilfegruppen e.V.
Friedrichstraße 28
D–35392 Gießen
Telefon 0641-9945612
Fax 0641-9945619
E-Mail: dagshg@gmx.de
www.dag-selbsthilfegruppen.de

Nationale Kontakt- und Informationsstelle zur Anregung und Unterstützung von Selbsthilfegruppen (NAKOS)
Wilmersdorfer Straße 39
D–10627 Berlin
Telefon 030-31018960
Fax 030-31018970
E-Mail: selbsthilfe@nakos.de
www.nakos.de

Lungensport in Deutschland e.V.
Wormser Straße 81
D–55276 Oppenheim
Telefon 06133-2021
Fax 06133-2024
E-Mail: lungensport@onlinehome.de
www.lungensport.org

Deutsche Gesellschaft für Nikotinforschung
Postfach 11 03 22
D–35348 Gießen
Telefon 0361-645080
Fax 0361-6450820
E-Mail: haustein@dgnf.de
www.dgnf.de/raucherentwöhnung.html

Nationale Versorgungsleitlinie COPD
www.copd.versorgungsleitlinien.de

Lungenaerzte im Netz
www.lungenaerzte-im-netz.de

www.weltnichtrauchertag.de

www.lungentag.de

www.luft-zum-leben.de

www.patientenleitlinien.de

Schweiz

Lungenliga Schweiz
Südbahnhofstraße 14c
CH–3000 Bern 14
Telefon 031 378 20 50
Fax 031 378 20 51
E-Mail: info@lung.ch
www.lung.ch

Schweizerische Gesellschaft für Pneumologie (SGP)
Südbahnhofstraße 14c
CH–3000 Bern 14
Telefon 031 378 20 30
Fax 031 378 20 31
E-Mail: info@pneumo.ch
www.pneumo.ch

COPD/Sauerstoff – Selbsthilfegruppen

Peter Walker
Eyrütti 16
CH–6467 Schattdorf
Telefon 044 870 72 83
E-Mail: admin(at)sauerstoffpatienten.ch
www.lungenkrank.ch

Markus Rindlisbacher
Lungenliga Bern
Regionalstelle Emmental-Oberaargau
CH–3400 Burgdorf
Telefon 031 791 03 55
E-Mail: bst.konolfingen(at)lungenliga-be.ch
www.lungenliga-be.ch

Österreich

Österreichische Gesellschaft für Pneumologie
Alser Straße 4
A–1090 Wien
Telefon 01405138321
Fax 01405138323
E-Mail: info@ogp.at
www.ogp.at

Österreichische Gesellschaft für Lungenerkrankungen und Tuberkulose (ÖGLUT)
Alser Straße 4
A–1090 Wien
Telefon 01405138321
Fax 01405138323
www.oeglut.at

Atemschule
www.atemschule.at

Initiative Ärzte gegen Raucherschäden
www.aerzteinitiative.at

Plattform für Pneumologie
www.respiratory.at

Europa

European Lung Foundation
Suite 2.4, Huttons Building
146 West Street
Sheffield
S1 4ES
UK
Telefon +44 (0) 114 252 76 57
www.de. European-lung-foundation.org

European Respiratory Society (ERS)
4, Ave Sainte-Luce
CH–1003 Lausanne
Telefon 0212130101
Fax 0212130100
E-Mail: info@ersnet.org
www.ersnet.org

USA

American Lung Association
61 Broadway, 6. Floor
US–10006 New York, NY
Telefon 0212-315-8700
E-Mail: info@lungusa.org
www.lungusa.org

American Association for Respiratory Care (AARC)
9425 N. MacArthur Blvd., Suite 100
US–75063-4706 Irving, TX
Telefon 0972-243-2272
Fax 0972-484-2720
E-Mail: info@aarc.org
www.aaarc.org

Stichwortverzeichnis